国家级实验教学示范中心
高等医药院校基础医学实验教学系列教材
总主编 余华荣

医用化学实验

第3版

主　　编　余　瑜　母昭德
副主编　罗美明　赵先英　赵全芹　曹海燕
编　　委（按姓氏笔画排序）

王　杰（重庆医科大学）	尚京川（重庆医科大学）
尤　静（西安医学院）	罗杰伟（川北医学院）
尹计秋（大连医科大学）	罗美明（四川大学）
邓　萍（重庆医科大学）	周　卿（遵义医科大学）
甘宗捷（重庆医科大学）	周　静（重庆医科大学）
白　燕（重庆医科大学）	周丽平（重庆医科大学）
白丽娟（重庆医科大学）	赵　华（重庆医科大学）
母昭德（重庆医科大学）	赵　领（西南医科大学）
孙立力（重庆医科大学）	赵先英（陆军军医大学）
李　伟（重庆医科大学）	赵全芹（山东大学）
李明华（空军军医大学）	赵旭东（重庆医科大学）
李雪华（广西医科大学）	胡雪原（重庆医科大学）
何颖娜（河北中医学院）	贾云宏（锦州医科大学）
余　瑜（重庆医科大学）	徐　红（贵州医科大学）
张永红（重庆医科大学）	曹海燕（天津医科大学）
张淑蓉（重庆医科大学）	梁国娟（重庆医科大学）
陆　巍（重庆医科大学）	董　丽（新乡医学院）
陈永洁（重庆医科大学）	蒋启华（重庆医科大学）
陈志琼（重庆医科大学）	魏郁梦（西南医科大学）

科学出版社

北　京

内 容 简 介

医用化学实验是医药院校一门重要并且实践性很强的基础操作技能实验课,对于培养学生基本的科研能力、严谨的科学作风和创新思维能力具有重要的作用。

本书将传统的无机化学、分析化学、有机化学等实验内容进行有机整合,并增设创新性实验,注意与医药的内在联系,突出创新性、系统性和适用性。共有 57 个实验,其中经典性实验 24 个(占 42%)、综合性实验 22 个(占 39%)和创新性实验 11 个(占 19%),每个实验都主要介绍了实验的目的、原理、步骤等。实验内容主要涉及溶液配制,药物合成,动、植物有效成分提取,分离和纯化,鉴定及含量测定等。另外,还提供了常用的试剂配制、缓冲溶液、常见毒性危险性化学药品以及常见具有致癌性化学物质等数据资料,以供查阅。

本书使用对象以本、专科临床医学专业学生为主,同时兼顾麻醉、影像、口腔、全科、精神、基础、法医、预防、药学、检验、护理等专业学生。

图书在版编目(CIP)数据

医用化学实验 / 余瑜,母昭德主编. —3 版. —北京:科学出版社,2023.8
国家级实验教学示范中心·高等医药院校基础医学实验教学系列教材
ISBN 978-7-03-065998-9

Ⅰ. ①医… Ⅱ. ①余… ②母… Ⅲ. ①医用化学–化学实验–医学院校–教材 Ⅳ. ①R313-33

中国版本图书馆 CIP 数据核字(2022)第 063172 号

责任编辑:王 颖 / 责任校对:宁辉彩
责任印制:赵 博 / 封面设计:陈 敬

科学出版社 出版
北京东黄城根北街 16 号
邮政编码:100717
http://www.sciencep.com
天津市新科印刷有限公司印刷
科学出版社发行 各地新华书店经销
*
2008 年 5 月第 一 版 开本:787×1092 1/16
2023 年 8 月第 三 版 印张:10 1/2
2025 年 5 月第十六次印刷 字数:246 000
定价:50.00 元
(如有印装质量问题,我社负责调换)

序

　　为了整合完善现代医学实验室功能和管理,提高医学实验教学质量,2008 年,在科学出版社的大力支持下,高等医药院校基础医学实验教学系列教材编写指导委员会以重庆医科大学为主体,协同全国多所高等医学院相关专业的专家教授共同编写了一套适合中西部地区高等医学院校医学教育的整合实验教学系列教材。2013 年,编写指导委员会对本套教材进行完善和修订。近几年,随着现代教育与数字网络技术的发展,现代医学实验方法和技术也有了较大的发展,尤其是虚拟仿真教学等成为辅助教学的重要手段。为适应现代医学实验教学的发展,时隔 9 年,我们又一次对本套教材做进一步的修订再版,全套共 7 本,包括《人体大体形态学实验(系统解剖学分册)》《人体大体形态学实验(局部解剖学分册)》《人体显微形态学实验》《人体机能学实验》《病原生物学与免疫学实验》《生物化学与分子生物学实验》《医用化学实验》。本系列实验教材的编写理念是契合医学实验技术的发展,遵照国家级实验教学示范中心的新要求,并借鉴国外同类实验教材的编写模式,力求做到体系创新、理念创新及内容创新,将虚拟仿真实验等新进展纳入编写内容。

　　本系列教材使用对象以本科临床医学专业学生为主,兼顾麻醉、影像、口腔、全科、精神、基础、法医、预防、药学、检验、护理等专业学生。各层次学生可按照本专业培养特点和要求,通过对不同板块的必选实验项目和自选实验项目相结合,选修相应的实验课程。

　　由于基础医学实验教学模式尚存在地区和校际间的差异,加上我们的认识和编写水平有限,本系列教材在编写过程中难免存在不足之处,还请同行们批评指正。

高等医药院校基础医学实验教学系列教材编写指导委员会

2022 年 3 月

第3版前言

本教材第1版于2008年5月出版,第2版于2013年6月出版。经过十三年的使用,以及从各院校师生反映的情况来看,均充分肯定本教材是一本体系好、内容全的医用化学实验教材。此次再版,编者在读者反馈意见的基础上,结合各院校课程和教学改革实际,对本教材进行修订。

本次修订《医用化学实验(第2版)》,在党的二十大精神指导下,以立德树人为根本任务,以培养学生能力为核心,以学生知识、能力和素质协调发展为指导,在保持以经典性实验、综合性实验和创新性实验等分层次的实验教学体系为特色的基础上,第一,主要对表述不清楚、欠准确以及编排时出现的错误进行了修订;第二,采用绿色化学观念,对个别实验内容进行了改革;第三,增加了7个操作视频:定量转移操作,pH计使用(马廉举,刘倩);蒸馏,索氏提取,升华(王以武,朱姝);减压过滤,分光光度计使用(韦鹏程,甘勇军,黄开顺)。

本教材计量单位一律采用法定计量单位,有机化合物的名称遵循我国有机化合物命名原则,附录中编写了常用的试剂配制、缓冲溶液、常见毒性危险性化学药品以及常见具有致癌性化学物质等数据资料,以供查阅。

本教材使用对象以本、专科临床医学专业学生为主,同时也兼顾麻醉、影像、口腔、全科、精神、基础、法医、预防、药学、检验、护理等专业学生。本教材共有57个实验,其中经典性实验24个(占42%)、综合性实验22个(占39%)和创新性实验11个(占19%),可通过对不同板块的必选实验和自选实验相结合选修实验课程,以满足各专业培养的特点和要求。本教材可供医学院校各专业师生及实验室人员使用和参考。

在本次修订中,得到科学出版社的大力支持,同时也得到重庆医科大学、四川大学、山东大学、陆军军医大学、空军军医大学、广西医科大学、西南医科大学、天津医科大学、大连医科大学、河北中医学院、锦州医科大学、贵州医科大学、遵义医科大学、川北医学院、西安医学院、新乡医学院等单位的领导和有关同志给予的大力支持。在此,敬致衷心谢意!

本教材的再版编写,力求做到尽善尽美,但难免有疏漏和不妥之处,敬请广大师生斧正。

余 瑜 母昭德
2023年3月

目　　录

第1章 医用化学实验规则及其基本知识

一、学生实验守则

1. 实验前,须认真预习,明确实验目的和要求,弄清实验有关基本原理、操作步骤、方法以及安全注意事项,基本上做到心中有数,有计划地进行实验。
2. 进入实验室必须穿工作服。
3. 以严谨、科学的态度,在教师的指导下,按医用化学实验教学大纲要求进行实验。
4. 实验中,爱护实验仪器设备,节约使用试剂和药品。遵守实验操作规程,做到认真操作,积极思考,细致观察实验现象,做好实验数据记录和报告。使用危险品应严格按照规程操作并注意安全。
5. 实验后,应将所用仪器洗净并整齐地放回实验台上。由实验老师检查后,方可离开实验室。如有仪器损坏,必须及时登记补领。
6. 写报告时,应根据原始记录,联系理论知识,认真处理数据,分析问题,写出实验报告,并按时交指导老师批阅。
7. 值日学生应进行安全检查,做好室内清洁,关好门、窗、水、电。
8. 实验指导教师可根据具体实验情况增加本守则以外的必要条款。

二、化学实验室规则

1. 进入实验室,应了解实验室的各种规章制度,熟悉实验室的环境、布置和设施,清点仪器、试剂和材料。
2. 保持实验室室内的安静和整洁,实验台上的仪器应整齐地放在指定的位置,并不得将废纸、火柴梗、破损玻璃仪器等丢入水槽,以免堵塞。
3. 爱护国家财产,小心使用仪器和设备,注意节约试剂、药品、水和电。
4. 使用精密仪器时,必须严格按照操作规程进行操作。如发现仪器有异常,应立即停止使用并报告实验老师,及时排除故障。
5. 每次实验后,由学生轮流值日,负责打扫和整理实验室,并检查水、电开关,以及门、窗是否关好,以保证实验室的整洁和安全。

三、化学药品、试剂的存储及其使用事项

(一) 化学药品的存储

一般化学药品都应储藏在带磨口塞(最好是标准磨口塞)的玻璃瓶内,高黏度的液体放在广口瓶内,一般性液体存放在细颈瓶内。

一些特殊化学药品按下述要求储藏：

1. 氢氧化钠和氢氧化钾及其溶液保存在带橡皮塞或塑料塞的瓶子内；碱金属存放在煤油中。

2. 能与玻璃发生反应的化合物（如氢氟酸），使用塑料或金属容器。

3. 黄磷以水覆盖。

4. 对光敏感的物质（包括醚）应储藏在棕色玻璃瓶内。

5. 对潮湿气体和空气敏感的物质常密封储藏在玻璃瓶中。

6. 产生毒性或腐蚀性蒸气的物质（如溴、发烟盐酸、硫酸、氢氟酸）应放在通风橱内。

7. 某些剧毒性化学药品（如氰化物、砷及其化合物等）应按有关部门的规定进行储存。

（二）化学药品使用中的注意事项

易燃性和有毒性是有机溶剂使用中较突出的两个特点。

1. 由于有机溶剂蒸气一般都较空气的密度大，会沿着桌面或地面漂移至较远处，或沉积在低洼处。为此，在实验室里用剩的火柴梗切勿乱扔，以免引起火灾。也不要将易燃有机溶剂倒入废物缸中，更不要用开口容器盛放易燃有机溶剂。

2. 由于有机溶剂大多对人体有毒害，操作有毒试剂和物质时，实验室应充分通风，操作者必须戴橡皮手套或一次性塑料手套，操作后立即洗手。为此，在使用过程中应最大限度地减少与有机溶剂的直接接触，并注意切勿让有毒性化学药品触及五官或伤口。

四、实验室安全守则及其事故处理

由于化学实验经常接触的化学药品是易燃、易爆、有毒、有腐蚀性的，有的化学反应还具有危险性，并且经常使用水、电和各种加热用具（如酒精灯、酒精喷灯和煤气灯等），必须在思想上充分重视安全问题。为此，实验前应充分了解有关安全注意事项，实验过程中严格遵守操作规程，以避免或减少事故发生。

（一）安全守则

1. 实验前应检查仪器是否无损，装置是否正确，在征求指导教师同意后，方可进行实验。

2. 实验时，不得离开岗位；注意反应进行的情况；检查装置有无泄漏、破裂等现象。

3. 加热试管时，不能将管口朝向自己或他人；也不能俯视正在加热的液体，以防液体溅出伤人。

4. 不允许用手直接取用固体药品。嗅闻气体时，鼻子不能直接对着瓶口或试管口，而应用手轻轻将少量气体扇向自己的鼻孔。

5. 使用酒精灯，应随用随点，不用时盖上灯罩。严禁用燃着的酒精灯点燃其他酒精灯，以免酒精流出而失火。

6. 使用易燃、易爆药品，应严格遵守操作规程，远离明火。绝对不允许擅自随意混合各种化学药品，以免发生意外事故。

7. 凡产生刺激性的、有恶臭的、有毒的气体（如 Cl_2、Br_2、HF、H_2S、SO_2、NO_2 等）的实验，

应在通风橱内(或通风处)进行。

8. 浓酸浓碱具有强腐蚀性,使用时要小心,切勿溅在衣服、皮肤及眼睛上。稀释浓硫酸时,应将浓硫酸慢慢倒入水中并搅拌,而不能将水倒入浓硫酸中。

9. 有剧毒药品(如重铬酸钾、铅盐、砷的化合物、汞的化合物,特别是氰化物)不能进入口内或接触伤口,也不能将其随便倒入下水道,应按要求倒入指定容器内。

10. 实验室内严禁吸烟、饮食。实验结束,应立即关闭水、电,洗净双手,方可离开实验室。

(二) 事故处理

如果在实验过程中发生了以下事故,可采取相应的救护措施:

1. 浓酸、浓碱洒在衣服或皮肤上时,应立即用大量水冲洗,再分别用 2% 碳酸氢钠溶液或 2% 乙酸擦洗,用水冲洗后,外敷氧化锌软膏或硼酸软膏。

2. 当眼睛溅入腐蚀性药品时,应立即用大量水冲洗,但注意水压不应太大,待药物充分洗净后再就医。当眼睛里进入碎玻璃或其他固体异物时,应闭上眼睛不要转动,立即到医务室就医。

3. 不慎吸入煤气、溴蒸气、氯气、氯化氢、硫化氢等气体时,应立即到室外做深呼吸,呼吸新鲜空气。

4. 当烫伤时,在烫伤处抹上黄色的苦味酸溶液或烫伤膏,切勿用水冲洗。

5. 毒物误入口内,可取 5~10mL 稀硫酸铜溶液,加入一杯温水中,内服后用食指伸入咽喉,促使呕吐,然后立即送医院治疗。

6. 人体触电时,应立即切断电源,或用非导体将电线从触电者身上移开。如有休克现象,应将触电者移到有新鲜空气处立即进行人工呼吸,并请医生到现场抢救。

7. 实验过程中万一发生着火,应根据起火原因采取相应的方法。一般的小火可用湿布、石棉布覆盖燃烧物灭火。火势大时可使用泡沫灭火器。但电器设备引起的火灾,只能用四氯化碳灭火器灭火。衣服着火时,切勿乱跑,应赶快脱下衣服,用石棉布覆盖着火处,或者就地卧倒打滚,也可起到灭火的作用。火势较大,应立即报火警。

五、有效数字与误差

(一) 有效数字

1. 有效数字位数的确定　分析测试中,在记录测定数据时,测定值所表示的准确程度应与测试时所用的测量仪器及测试方法的精度相一致。通常测定时,一般可估计到测量仪器最小刻度的十分位,在记录测定数据时,只应保留一位不确定数字,其余数字都应是准确的,通常称此时所记录的数字为有效数字。记录和报告的测定结果只应包含有效数字,对有效数字的位数不能任意增删。

化学实验中常用仪器的精度与实测数据有效数字位数的关系列于表 1-1 中。

表 1-1 常用仪器的精度与实测值有效数字位数

仪器名称	仪器精度	真实值	有效数字	错误举例
托盘天平	0.1g	12.3g	3	12.30g
电光天平	0.0001g	12.3456g	6	12.345g
10mL 量筒	0.1mL	7.2mL	2	7mL
100mL 量筒	1mL	72mL	2	72.5mL
移液管	0.01mL	25.00mL	4	25mL
容量瓶	0.01mL	50.00mL	4	50mL
滴定管	0.01mL	23.00mL	4	23.0mL

任意超出或低于仪器精度的数字都是不恰当的。例如,电光天平的读数为 12.3456g,既不能读作 12.345g,也不能读作 12.34567g,因为前者降低了实验的精确度,后者则夸大了实验的精确度。

关于有效数字位数的确定,还应注意以下几点:

(1) 数字"0"在数据中具有双重意义。若作为普通数字使用,它就是有效数字;若它只起定位作用,就不是有效数字。例如,在分析天平上称得重铬酸钾的质量为 0.0758g,此数据具有三位有效数字,数字前面的"0"只起定位作用,不是有效数字。又如某盐酸溶液的浓度($0.2100\ mol \cdot L^{-1}$)准确到小数点第三位,第四位可能有 ±1 的误差,所以这两个"0"是有效数字,数据 0.2100 具有四位有效数字。

(2) 改变单位并不改变有效数字的位数,如滴定管读数 12.34mL,若该读数改用升为单位,则是 0.01234L,这时前面的两个"0"只起定位作用,不是有效数字,0.01234L 与 12.34mL 一样都是四位有效数字。当需要在数的末尾加"0"作定位作用时,最好采用指数形式表示,否则有效数字的位数含混不清。例如,质量为 25.0g,若以毫克为单位,则可表示为 $2.50 \times 10^4 mg$;若表示为 25000mg,就易误解为五位有效数字。

(3) 对数值有效数字位数,仅由小数部分的位数决定,首数(整数部分)只起定位作用,不是有效数字。因此对数运算时,对数小数部分的有效数字位数应与相应的真数的有效数字位数相同。例如,pH = 2.38,$[H^+] = 4.2 \times 10^{-3}$ 的有效数字为二位,而不是三位。

2. 有效数字的运算规则 在滴定分析过程中,往往需要经过几个不同的环节。例如,先用减量法称取试样,经过溶液配制,再取样滴定。在此过程中最少要取四次数据,但这四个数据的有效数字位数不一定完全相等,在运算时,应按照下列计算规则,合理地取舍各数字的有效数字的位数,确保运算结果正确。

(1) 记录数据时,只保留一位有效数字。当拟舍弃的数字大于等于 6 时进位,而当尾数恰为 5 时,则看保留的末位数是奇数还是偶数,是奇数时就将 5 进位,是偶数时,则将 5 舍弃。总之,使保留下来的末位数是偶数,即"四舍六入五留双"。根据此原则,如将 4.175 和 4.165 处理成三位有效数字,则分别为 4.18 和 4.16。

(2) 进行数值加减时,最后结果所保留小数点后的位数应与参与运算的各数中小数点后位数最少者相同。例如,1.2379+12.46 = 13.6979,应取 13.70。

(3) 进行数值乘除时,最后结果的有效数字应以参与运算的各数中有效数字位数最少者为准,而与小数点的位数无关。例如,1.23×0.012 = 0.01476,应取 0.015。进行数值乘方和开方时,保留原来的有效数字位数。

(4) 在对数计算中,所取对数的小数点后的位数,应与真数的有效数字位数相同。

(5) 测定平均值的精度应优于个别测定值,在计算不少于四个测定值的平均值时,平均值的有效数字的位数可以比单次测定值的有效数字增加一位。

(6) 在所有计算式中,常数以及乘除因子的有效数字的位数可认为是足够的,应根据需要取定有效数字的位数。

(7) 表示分析方法的精密度和准确度时,大多数取 1~2 位有效数字。

(二) 误差

1. **测量中的误差**　任何测量中都包含有误差。按性质的不同,可将其分为系统误差、偶然误差和过失误差三类。

(1) 系统误差:也称可测误差,是由测量过程中某些比较确定的原因所致。它对测量结果的影响比较固定,其大小有一定规律性,在重复测量时,会重复出现。产生系统误差的主要原因有:实验方法不完善;所用的仪器准确度差;药品不纯以及操作不当等。系统误差可以用改善方法、校正仪器、纯化药品、做空白试验、对照试验的方法来减少。有时也可在找出误差原因后,算出误差的大小而加以修正。

(2) 偶然误差:也称随机误差或难测误差,是由测量过程中某些难以预料的偶然因素所致。它对实验结果的影响不固定。由于偶然误差的原因难以确定,似乎无规律性可寻,但如果多次测量,可以发现偶然误差遵从正态分布,即大小相近的正负误差出现机会相等,小误差出现的概率大,大误差出现的概率很小。因此,通过多次测量取平均值的方法可以减少偶然误差对测量结果的影响。

(3) 过失误差:这是一种与事实明显不符的误差,是由测量过程中的器皿不洁、加错试剂、错用样品、试样损失、仪器出现异常未被发现、读错数据、计算错误等不应有的错误造成。过失误差无规律可循,但只要加强责任心,工作认真细致即可避免。

2. **准确度与误差**　准确度系指在特定的条件下获得的分析结果与真实值之间的符合程度。准确度由分析的偶然误差和系统误差决定,它能反映分析结果的可靠性。要想提高分析结果的准确度,不仅需要改善分析的精密度,同时要消除系统误差。

准确度用绝对误差或相对误差表示。绝对误差是指实验测得的数值与真实值之间的差值;相对误差指绝对误差与真实值的百分比。即

$$绝对误差 = 测定值 - 真实值$$

$$相对误差 = \frac{绝对误差}{真实值} \times 100\%$$

绝对误差与被测量的大小无关,而相对误差却与被测量的大小有关。一般来说,若被测的量越大,相对误差越小。一般用相对误差来反映测定值与真实值之间的偏离程度比用绝对误差更为合理。

3. **精密度与偏差**　精密度系指在一定条件下重复分析同一样品所得测定值的一致程度,即测量结果的再现性,由分析的偶然误差决定。

通常被测量的真实值很难准确知道,因此,一般只能用多次重复测量结果的平均值代替

真实值。这时单次测量结果与平均值之间的偏离就称为偏差。与误差一样,偏差也有相对偏差与绝对偏差。

$$绝对偏差 = 单次测定值 - 平均值$$

$$相对偏差 = \frac{绝对偏差}{平均值} \times 100\%$$

$$\bar{d} = \frac{\sum |\bar{x} - x_i|}{n}, dr = \frac{\bar{d}}{\bar{x}} \times 100\% \, (\bar{d} \, 为平均偏差, dr \, 为相对平均偏差)$$

从相对偏差的大小可以反映出测量结果再现性的好坏,即测量的精密度。相对偏差小,则可视为再现性好,即精密度高。在一般的化学实验中,一般可以用平均偏差或相对平均偏差表示精密度。

4. 提高准确度的方法　为了提高测量结果的准确度。应尽量减小系统误差、偶然误差和过失误差。认真仔细地进行多次测量,取其平均值作为测量结果,这样可以减少系统误差。减少系统误差的方法一般有:校正测量仪器与测量方法、空白试验与对照试验。

六、医用化学常用仪器及装置简介

(一) 天平

在定量分析中,精确称取基准物质标定标准溶液,或称取分析样品,都必须使用分析天平。分析天平的构造精巧,灵敏度高,必须正确操作。称量正确与否,将直接影响实验结果的准确性。下面介绍两种常用的分析天平。

1. 电光天平

(1) 天平的构造和功能:电光天平的构造如图 1-1 所示。电光天平是根据杠杆原理设计的,电光天平应放在水平及坚固的水泥台上,要避免靠近热源或阳光照射。为了防止潮湿、灰尘浸入和空气流冲击,分析天平装于玻璃匣内,并在匣内放硅胶或其他干燥剂。天平匣下面有三个足,旋动前面二足,根据水平仪调整天平,使其处于水平位置。

电光天平可准确称量至万分之一克(0.0001g)。最高载重量一般为200g。它的中央为天平柱,柱的顶端有一块由玛瑙制成磨光的平板。在天平梁的中央,嵌有棱角向下的三棱体(支点刀)。这三棱体在称量工作状态时才放在平板上。天平梁两端的三棱体则棱角朝上,各悬一个蹬形架,天平盘即挂于蹬形架上。在关上升降枢纽时,天平梁及天平盘就被托起,三棱体与平板脱离,整个天平就被架起。当顺时针方向启动升降枢纽时,天平梁就会摆动或倾斜。天平的灵敏度,主要靠三棱体的尖锐程度。为了保护天平,减少棱角磨损,只有在看指针摆动时才启动升降枢纽,其余所有时间都应把升降枢纽关上,使天平架起。

为了便于观察天平盘中哪一边较重,天平梁向哪一边倾斜,在天平梁中间装有指针,若右边较重,天平梁向右倾斜,指针则向左,指针恒指向轻的一侧。天平梁两端装有两个带螺旋的小轴,来回转动螺丝,可消除二臂不等重的误差,调节天平的零点。较小的零点调节,可由底座下部微动调节杆来调节。

电光天平在天平支柱两旁固定两个有底无盖的金属圆筒,在两个蹬钩上各挂一个有盖

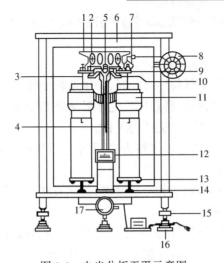

图 1-1 电光分析天平示意图

1. 横梁;2. 天平螺丝;3. 蹬形架;4. 指针;5. 支点刀;

6. 框罩;7. 环码;8. 指数盘;9. 天平柱;10. 托叶(即梁托);

11. 阻尼筒;12. 投影屏;13. 秤盘;14. 盘托;15. 螺旋脚;

16. 脚垫;17. 升降枢纽

无底的金属圆筒。挂着的圆筒恰好悬在固定的圆筒里面而互不相碰,构成阻尼盒。当天平摆动时,由于盒内空气的阻力,促使天平很快停止摆动,使称量进程加快。

大砝码(1g 以上)用镊子夹取。几百毫克到 10mg 的砝码都做成环码。环码是利用一个特殊装置的旋转器(指数盘)加在右边蹬形架上的骑放环码的横杆上。指数盘上刻有数字,可以直接读出所加环码的重量,如图 1-2 所示的读数 230mg。10mg 以下,可由投影屏上直接读出。在指针下端固定一个透明的小标尺,标有 0~10 的刻度,每个大格相当于 1mg,每大格又分十小格,每小格相当于 0.1mg。如图 1-3 所示的读数为 1.2mg。

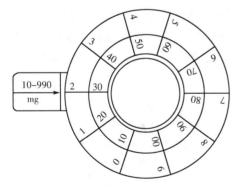

图 1-2 旋转器上的指数盘

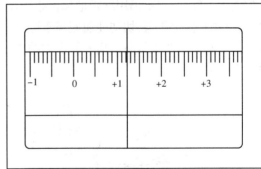

图 1-3 投影屏上的读数

(2)分析天平使用规则

1)称量物置左盘中央,砝码置右盘中央,整齐排列。只有在架稳天平时,才能取放重物,加减砝码或环码。

2)启动升降枢纽用左手。看过指针摆动后立即关上,将天平架起。

3）加减砝码,要按顺序(一般从 20g 起),用镊子放取,只能由匣到盘,或由盘到匣,不能放在台上或天平底板上。

4）一切操作都要细心,轻拿轻放,轻开轻关。

5）发现天平不正常或不了解使用方法时,必须请教老师。

6）天平盘上若有灰尘或污物,必须用毛笔轻轻地将其扫除。

7）旋转指数盘时,务必轻缓,以免环码脱钩。

8）称量完毕,必须检查砝码是否完整不缺,天平是否架稳,指数盘是否恢复到零。最后罩好天平罩,才能离开天平室。

（3）称样方法:根据试样的性质和分析要求,称样方法可分为直接称量法(直接法)、简单称量法和差减称量法(相减法)。

1）直接称量法:对一些无吸湿性的试样或试剂(如金属或合金等),将试样放在干净而干燥的小表面皿上或油光纸上,称取一定质量的试样即可。

2）简单称量法:对于可采用直接称量法的试样,为了简化称量,可在已知质量的称量容器(如表面皿或不锈钢等金属材料做成的小皿)内,直接投放待称试样,直至达到所需要的质量为止。

其具体操作是:将称量容器(如表面皿)置于天平左盘,右盘放置相当于容器和欲称试样总质量的砝码。左手持骨匙盛试样后小心地伸向表面皿的近上方,以手指轻击匙柄,将试样弹入,半开天平试其加入量。直到所加试样量与预定量之差小于微分标牌的标度范围,便可以开启天平,小心地以左手拇指、中指及掌心拿稳骨匙,以食指摩擦匙柄,让匙里的试样慢慢抖入表面皿,直至欲称的质量。

3）差减称量法(相减法):如果试样是粉末或易吸湿的物质,则需把试样装在称量瓶内称量。倒出一份试样前后两次质量之差,即为称取该份试样的质量。

其具体操作是:称量时,用纸条叠成宽度适中的两层纸带,毛边朝下套在称量瓶上(图1-4)。左手拇指与食指拿住纸条,由天平的左门放在天平左盘的正中,取下纸带,称出瓶和试样的质量。然后,左手仍用纸带把称量瓶从盘上取下,放在容器上方,慢慢倾斜瓶身至接近水平,瓶底略低于瓶口,切勿使瓶底高于瓶口,以防试样冲出。此时原在瓶底的试样慢慢下移至接近瓶口。在称量瓶口离容器上方约 1cm 处,用盖轻轻敲瓶口上部使试样落入接收的容器内(图1-5)。

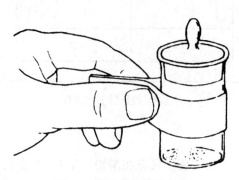

图 1-4 携取称量瓶的方法

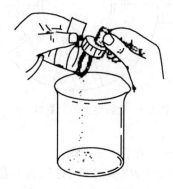

图 1-5 敲击称量瓶的方法

倒出试样后,把称量瓶慢慢竖起,用瓶盖敲打瓶口上部,使粘在瓶口的试样落回称量瓶,盖好瓶盖,放回天平秤盘上,称其质量。两次质量之差,即为倒出的试样质量。

若不慎倒出的试样超过了所需的量,则应弃之重称。

2. 电子天平　电子天平是利用电子装置进行电磁力补偿的调节,使物体在重力场中实现力平衡,或通过电磁力矩的调节,使物体在重力场中实现力矩平衡的一种天平(图 1-6)。

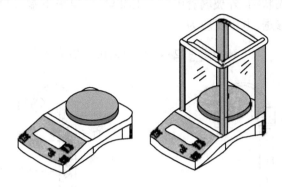

图 1-6　电子天平的外形图

其具体操作如下:

(1) 开机:让秤盘空载,单击"ON"键,天平开始自检,当天平显示 0.0000g 时,可以进行称量。

(2) 简单称量:将样品放在秤盘上,等待直到稳定提示符"O"消失,读取称量结果。

(3) 去皮称量

1) 将空容器放在天平秤盘上,显示其重量值。

2) 单击"→O/T←"键(去皮),显示"0.0000"。

3) 向空容器中加料,并显示净重值。

4) 如果将容器从天平上移去,去皮重量值会以负值显示。去皮重量值将一直保留到再次按"→O/T←"键或天平关机。

(4) 关机:按住"OFF"键直到显示出现"OFF"字样,松开该键。

(二) 酸度计

酸度计是用电位法测定溶液 pH 的一种电子仪器。它能准确测量各种溶液的 pH,也能测量电池的电动势(mV)。

酸度计是利用指示电极、参比电极在不同 pH 的溶液中产生不同电动势的原理设计的。

指示电极一般用玻璃电极(图 1-7),其底部是由导电玻璃吹制成很薄的空心小球,球内装有 $0.1 mol \cdot L^{-1}$ HCl 溶液(或一定 pH 的缓冲溶液)和 Ag-AgCl 电极,当电极插入待测溶液中时,便组成了原电池的一个极。由于玻璃膜对 H^+ 很敏感,当玻璃膜内外的 H^+ 浓度不同时就产生一定的电位,其数值大小取决于玻璃膜内外的 H^+ 浓度差,而玻璃膜内 H^+ 浓度是固定的,所以该电极的电位只随待测液 pH 的不同而改变。在 298K 时

$$\varphi_G = \varphi_G^\ominus - \frac{2.303RT}{F} pH = \varphi_G^\ominus - 0.059 pH \tag{1-1}$$

在式(1-1)中,φ_G 与 $\varphi_G^{\ominus}$ 分别代表玻璃电极的电位和标准电极电位;F 为法拉第常数;R 为摩尔气体常数。

常用的参比电极为甘汞电极或 Ag-AgCl 电极。以甘汞电极为例,它由 Hg、Hg_2Cl_2 及 KCl 饱和溶液组成,其构造如图 1-8 所示。内玻璃管中封接一根铂丝,铂丝插入汞中,下置一层甘汞(Hg_2Cl_2)和汞的糊状物,外玻璃管中装入 KCl 溶液,电极下端开口用陶瓷塞塞住,溶液通过塞内的毛孔向外渗透,电极反应为

$$Hg_2Cl_2 + 2e \rightleftharpoons 2Hg + 2Cl^-$$

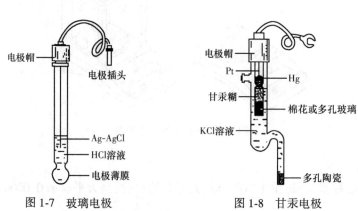

图 1-7 玻璃电极　　　　图 1-8 甘汞电极

甘汞电极的电位仅随电极内 Cl^- 浓度而改变,而与待测溶液的 pH 及其离子浓度无关。通常用 KCl 饱和溶液,在 298K 时,其电位为 0.2412V。将玻璃电极与甘汞电极插入待测液中组成原电池时,就可以测定该电池的电动势式(1-2)。

$$E = \varphi_{正} - \varphi_{负} = \varphi_{甘汞} - \varphi_G \tag{1-2}$$

将式(1-1)代入式(1-2)得

$$pH = \frac{(E - \varphi_{甘汞} + \varphi_G^{\ominus})F}{2.303RT} \tag{1-3}$$

298K 时

$$pH = \frac{E - 0.2412 + \varphi_G^{\ominus}}{0.059} \tag{1-4}$$

$\varphi_G^{\ominus}$ 可以用一个已知 pH 的缓冲溶液(对于乙酸,选用邻苯二甲酸氢钾溶液,在 298K 时 pH=4.00)代替待测液而求得。

酸度计就是将测得的电池电动势直接用 pH 表示出来,为此,仪器加装了定位调节器。当测量标准缓冲溶液的时候,利用这一调节器,把读数直接调节在标准缓冲溶液的 pH 上,这样测未知溶液时,指针就直接指出溶液的 pH,省去计算手续。一般把前一步称为"校准",后一步称为"测量"。一台已校准过的仪器在一定时间内可连续测量许多份未知液,如

果电极还不十分稳定,则需经常校准。

1. PHS-2 型酸度计　PHS-2 型酸度计面板如图 1-9 所示。具体操作为:

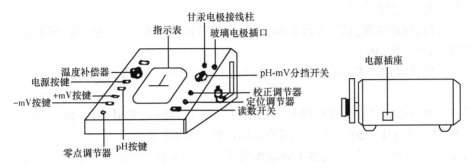

图 1-9　PHS-2 型酸度计

(1) 开机:插 220V 电源,按下 pH 按键,左上角指示灯亮,使仪器预热约 30min。

(2) 电极的准备

1) 双电极法:将活化好的玻璃电极(蒸馏水中浸泡 48h)夹在电极夹子上(注意夹牢),并将电极引线插入"玻璃电极"插孔旋紧固定小螺丝。将甘汞电极上的橡皮塞和橡皮套拔下放好,然后将电极夹在电极夹子上,调整甘汞电极的位置使其下端略低于玻璃电极以保护玻璃电极,将电极引线接在参比电极接线柱上。

2) 复合电极法:复合电极是由玻璃电极(测量电极)和 Ag-AgCl 电极(参比电极)组合在一起的塑壳可充式复合电极。将活化好的复合电极夹在电极夹子上,并将电极引线插入"玻璃电极"插孔,旋紧固定小螺丝。

(3) 校正和定位:调节温度补偿器在被测溶液的温度,将范围选择开关调在"6",调节零点调节器使 pH 指示灯为"1",将 pH-mV 分挡开关调在"校正",调节校正调节器使指针在满度,重复调节零点和满度至稳定,然后用已知准确 pH 7.00 的标准缓冲溶液按下读数开关,用定位调节器使指针指示在该 pH(7.00),放开读数开关。

(4) 测量:将电极移出缓冲溶液,蒸馏水冲洗干净后用滤纸擦干,然后放入被测溶液中,按下读数开关,调节合适的 pH 范围,将指针指示值与范围开关值相加即得被测液的 pH。

2. 奥立龙 828 型酸度计　接通电源后需对主机预热 10min,然后对电极进行标定 1 次,保证仪器处于最佳工作状态。

(1) 根据被测溶液的酸碱性,选择二点缓冲溶液进行标定。第一点缓冲溶液的 pH 应为 6.86,第二点缓冲溶液的 pH 需与被测溶液的酸碱性一致,即选择 pH 4.00 或 pH 9.18 的缓冲溶液。

(2) 先按标定键"CAL",通过滚动键"∨∧"选择二点缓冲溶液(4~7)或(7~10),再按确定键"YES"。

(3) 用蒸馏水冲洗电极,并用滤纸擦干,然后将电极置于 pH 6.86 的缓冲溶液,搅动一下缓冲溶液,当"Ready"灯亮时,按确定键"YES"表示第一点已标定。

(4) 用蒸馏水冲洗电极,并用滤纸擦干,然后将电极置于 pH 4.00 或 pH 9.18 的第二点缓冲溶液,搅动一下缓冲溶液,当"Ready"灯亮时,按确定键"YES"表示第二点已标定。

(5) 两点标定结束后,仪器进入斜率方式,并显示斜率值。

（6）标定结束后，用蒸馏水冲洗电极。

（7）将电极放入被测溶液，并轻微搅动一下，当"Ready"灯亮时，记录 pH。

3. PHS-W 酸度计

（1）开机：接通电源，仪器全屏显示，约 2 秒钟后自动关闭。按"ON"键，仪器开机，屏幕显示数值，仪器预热 10min。

（2）温度设置：按"℃"键，屏幕显示 25℃。按"<"键或">"键，将温度调整为所需溶液温度。

（3）校准仪器：按"CAL"键，屏幕显示 CAL7-4，仪器提示：先用 pH 6.86 标准缓冲溶液校准仪器，再使用 pH 4.00 标准缓冲溶液校准仪器。具体操作为：

1）将蒸馏水冲洗并用滤纸擦干的电极置于 pH 6.86 的缓冲溶液中，搅动缓冲溶液，按"CAL"键，此时图标"Cal"熄灭，数值开始变化，待校准数值稳定后，图标"Cal"再次出现，仪器显示设定温度下的 pH 6.86 标准数值。

2）用蒸馏水冲洗电极，并用滤纸擦干，然后将电极置于 pH 4.00 的缓冲溶液中，搅动缓冲溶液，按"CAL"键，图标"Cal"熄灭，开始校准 pH 4.00 标准缓冲溶液，待校准数值稳定后，图标"Cal"会再次出现，仪器显示设定温度下的 pH 4.00 标准数值。

3）按"CAL"键确认，仪器自动显示电极斜率并进入 pH 测量状态。校准完毕。

（4）pH 测量：用蒸馏水冲洗电极，用滤纸擦干，放入被测溶液中，轻微搅动，待数值稳定后读数，测量完毕。

4. 电池电动势的测量

（1）PHS-2 型酸度计的测定方法

1）测量电极插头芯线接"-"，参比电极连线接"+"。复合电极插头芯线为测量电极，外层为参比电极，在仪器内参比电极接线柱已与电极插口外层相接，不必另连线。如测量电极的极性和插座极性相同时，则仪器的"选择"置"+mV"挡。否则，仪器的"选择"置"-mV"挡。

2）将电极放入被测溶液，按"读数"开关。如仪器的"选择"置"+mV"时，当表针打出右面刻度时，则增加"范围"开关值，反之，则减少"范围"开关值，直至表针在表面刻度上。如仪器的"选择"置"-mV"时，当表针打出右面刻度时，减少"范围"开关值。反之，则增加"范围"开关值。

3）将仪器的"范围"开关值，加上表针指示值，其和再乘以 100，即得电动势值，单位为 mV。当仪器的"选择"开关置"+mV"挡时，则测量电极极性相同于插座极性，反之，则测量电极极性为"-"。

（2）奥立龙 828 型酸度计的测定方法：按"mV"键，仪器进入"mV"测量状态，将电极置于被测溶液中，轻微搅动，当"Ready"灯亮时，记录"mV"值。

（3）PHS-W 酸度计的测定方法：按"mV"键，仪器进入 mV 测量状态，将电极置于被测溶液中，轻微搅动，待数值稳定后读数，记录 mV 值。

5. 酸度计的使用注意事项

（1）电极在测量前必须用已知 pH 的标准缓冲溶液进行定位校正，而且其 pH 越接近被测液的 pH 越好。

（2）取下电极保护帽后要注意，塑料保护栅内的敏感玻璃泡不要与硬物接触，任何破损和擦毛都会使电极失效。

（3）每测一个溶液之前,必须用蒸馏水冲洗电极,并用滤纸吸干上面的水珠,以免污染被测液,影响测量结果。

（4）测量完毕,不用时应将电极保护帽套上,帽内应放少许补充液,以保护电极球泡的湿润。

（5）复合电极的外参比补充液为 $3mol \cdot L^{-1}$ 的 KCl,补充液可从上端小孔加入。

（6）仪器输入端(即复合电极插口)必须保持清洁干燥,不使用时将短路插头插入,使仪器输入处于短路状态,这样能防止灰尘进入,并能保护仪器不受静电影响。

（7）电极避免长期浸在蒸馏水、蛋白质溶液和酸性氟化物溶液中,并防止和有机硅油脂接触。

（8）仪器在按下"读数"开关,发现指针打出刻度时,应放下"读数"开关,检查分挡开关位置及其他调节器是否适当,电极头是否浸入溶液。如在 pH 挡时,输入信号近于 pH7 或输入端短路时,分挡开关应在"6"挡;在 mV 挡时,分挡开关应在"0"mV。

（9）被测溶液中如含有易污染敏感球泡或堵塞液接界面的物质,使电极钝化时,应根据污染物的性质,以适当溶液清洗,使之复新。

（三）分光光度计

实验室常用的分光光度计有:721 型、722 型、752 型、UV-2000 型和 UV-2102PC 型等几种。其测量基本原理相同,只是结构、测量精度、测量范围、显示方式有差异。现以 721 型、752 型、UV-2000 型和 UV-2102PC 型分光光度计为例,说明这类仪器的使用及注意事项。

1. 721 型分光光度计　721 型分光光度计是 72 型分光光度计的改进型,其特点是用体积小的晶体管稳压电源代替了笨重的磁饱和稳压器,用光电管代替了硒光电池作为光电转换元件,光电管配合放大线路。将微弱光电流放大后推动指针式微安表,以代替易损坏的灵敏光点检流计。由于对电子系统进行了很大的改进,721 型分光光度计可以将所有的部件组装成一个整件,装置紧凑,操作方便。

（1）仪器的基本结构:721 型分光光度计的构造如图 1-10 所示。由光源部件、单色光器部件、比色皿部件、光量调节器、光电管暗盒部件、指示表头和稳压装置等构成。

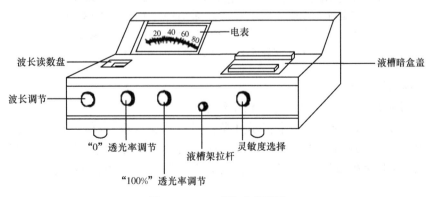

图 1-10　721 型分光光度计

（2）仪器使用方法

1）开启电源开关，调节波长旋钮至测定波长处。仪器预热 20min。

2）将灵敏度旋钮置"1"挡。

3）打开吸收池暗箱盖，调节"调零电位器"使电表指针在"0"位置，将空白溶液放入吸收池架中，并处于校正位置，然后盖上吸收池暗箱盖，调节"100%电位器"，使电表指针在满度附近。

4）用供测试液将吸收池洗涤 3 次，用擦镜纸轻轻擦干吸收池外表后放入吸收池架。

5）经连续几次调整"0"和"100%"后即可拉出样品溶液进行测定。

6）测量完毕，及时关机，切断电源，用蒸馏水将吸收池洗净放好，登记使用情况，盖好防护罩。

2. 752 型分光光度计 752 型分光光度计能在紫外、可见光谱区域内对样品物质作定性和定量的分析，是理化实验室常用的分析仪器之一。

（1）仪器的基本结构：752 型分光光度计的构造如图 1-11 所示。由光源部件、单色光器部件、比色皿部件、光量调节器、光电管暗盒部件、指示表头和稳压装置等构成。

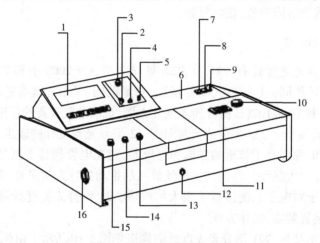

图 1-11 752 型分光光度计

1. 数字显示器；2. 吸光度调零旋钮；3. 选择开关；4. 吸光度调斜率电位器；
5. 浓度旋钮；6. 光源室；7. 电源开关；8. 氢灯电源开关；9. 氢灯触发按钮；
10. 波长手轮；11. 波长刻度窗；12. 试样架拉手；13. 100%T 旋钮；
14. 0%T 旋钮；15. 灵敏度旋钮；16. 干燥器

（2）仪器使用方法

1）将灵敏度旋钮调至"1"挡（放大倍率最小）。

2）按"电源"开关（开关内两个指示灯亮）。钨灯点亮；按"氢灯"开关（开关内左侧指示灯亮）；氢灯电源接通，再按"氢灯触发"按钮（开关内右侧指示灯亮）；氢灯点亮。仪器预热 30min（注：仪器后背部有一个"钨灯"开关，如不需要用钨灯时可将它关闭）。

3）选择开关置于"T"。

4）打开试样室盖（光门自动关闭），调节"0%"（T）旋钮，使数字显示为"000.0"。

5）将波长置于测定波长。

6）将装有溶液的比色皿放置比色皿架中（注：波长在 360nm 以上时，可以用玻璃比色皿;波长在 360nm 以下时,要用石英比色皿)。

7)盖上样品室盖,将参比溶液比色皿置于光路,调节透过率"100"旋钮,使数字显示为 100.0%(T)[如果显示不到100.0%(T),则可适当增加灵敏度挡数,同时应重复"4",调节仪器的"000.0"]。

8)将被测溶液置于光路中,数字显示器上直接读出被测溶液的透过率(T)值。

9)吸光度 A 的测量:参照"4"和"7",调整仪器的"000.0"和"100.0",将选择开关置于"A"。旋动吸光度调整旋钮,使得数字显示为"000.0",然后移入被测溶液,显示值即为试样的吸光度 A 值。

10)测量完毕,取出比色皿,做好清洁和使用情况记录。

(3)浓度 C 的测定

1)将选择开关由 A 旋至 C,将已标定浓度的溶液移入光路,调节浓度旋钮,使得数字显示为标定值。

2)将被测溶液移入光路,可读出相应的浓度值。

3. UV-2000 型分光光度计

(1)仪器的基本特点:采用低杂散光,高分辨率的单光束光路结构单色器,仪器具有良好的稳定性、重现性和精确的测量读数。5nm 光谱带宽可以满足绝大多数分析测试项目的要求。

(2)仪器的基本操作

1)连接仪器电源线,确保仪器供电电源有良好的接地性能。

2)接通电源,使仪器预热 20min(不包括仪器自检时间)。

3)用"MODE"键设置测试方式:透过率(T)或吸光度(A)。

4)用波长选择旋钮设置所需的分析波长。

5)将参比溶液和被测样品溶液分别倒入比色皿中,打开样品室盖,将盛有溶液的比色皿分别插入比色皿槽中,盖上样品室盖。一般情况下,参比样品放在第一个槽位中。

6)将 0%T 校具(黑体)置入光路中,在 T 方式下按"0%T"键,此时显示器显示"000.0"。

7)将参比溶液推(拉)入光路中,按"$OA/100\%\ T$"键调 $OA/100\%\ T$,此时显示器显示"BLA"直至显示"100.0"%T 或"0.000"A 为止。

8)当仪器显示器显示出"100.0"%T 或"0.000"A 后,将被测样品推(拉)入光路中,这时,从显示器显示出就是被测样品的透过率(T)或吸光度(A)。

4. UV-2102PC 型分光光度计

国产 UV-2102PC 型分光光度计配有可在 Windows 操作平台上运行的应用软件 UNICO SB-2.53,具有自动设置 0%A、100%T 和扫描等控制功能以及多种方法的浓度运算和数据处理功能。

(1)仪器的基本结构:UV-2102PC 型分光光度计由主机和电脑两部分组成(主机和电脑通过数据线相连接)。主机的基本结构与 752 型光栅分光光度计相同。

(2)仪器的使用方法

1)开机

A. 打开主机右下方的开关,此时主机右下方的指示灯亮了,并且主机的屏幕上出现"Warm Up(预热)"的字样。这时可以按下主机操作键盘上任何一个按钮跳过预热这一步

（如果时间充裕，最好让主机预热）。

B. 主机预热完毕后，自动进入自检。此时主机的屏幕上出现"Selftesting（自检）"字样。

C. 主机自检结束后，在电脑屏幕上，通过鼠标双击"快捷方式到 UV-2102PC"的图标，会出现一个"串行口设置"的对话框，按下"确定"按钮。这时，电脑屏幕上又跳出"联机自检程序"的对话框，也按下"确定"按钮。

D. 在电脑屏幕上出现"用户名和密码"的对话框，按"取消"按钮。

A~D 步完成后，主机与电脑就顺利联机了，就可以开始测定了。

2）扫描

A. 在"应用程序"中选择"Sample Scan"这一栏，此时会出现"扫描参数设置"的对话框。根据研究的需要选择"扫描模式""起始波长""终止波长""扫描精度""坐标下限""坐标上限"。选好后，按下"测试"按钮，会跳出"基线扫描"（参比溶液扫描）的对话框。这时要选择与"扫描参数设置"中相同的参数设置。

B. 把参比溶液推入光路，关好试样室盖，按下"扫描"按钮，基线扫描就开始了。

C. 基线扫描结束后，把样品溶液推入光路，关好试样室盖，按下"扫描"按钮，样品扫描就开始了。

D. 扫描结束后，用鼠标的左键在"吸收曲线"上找波峰，用鼠标右键在"吸收曲线"上找波谷。

3）标准曲线

A. 在"应用程序"中选择"Standard Curve"这一栏，此时出现一个对话框，提供参数的选择，包括：测定波长（输入最大波长的值后，按"GoTo"按钮）和选择绘制标准曲线的样品数（在下拉菜单中选择）。选择好后，就出现一个表格：浓度栏（Conc.）和吸光度（Abs）。浓度栏由研究者输入，而吸光度由主机读入。

B. 把参比溶液推入光路，关好试样室盖，用"OA"按钮调节 $A=0$ 和 $T=100\%$。然后，把样品溶液推入光路，关好试样室盖，在对应的吸光度（Abs）栏中用鼠标双击空格，吸光度的数值就出现在空格处。

C. 样品测定完后，按"绘制曲线"的按钮，再按"Linear Equation"按钮，标准曲线就显示在屏幕上。

D. 把未知样推入光路，关好试样室盖，按"测定"按钮，未知样的吸光度和浓度就显示出来了。

4）关机：先关闭主机，再在电脑上退出应用程序后，关闭电脑。

5. 分光光度计使用注意事项

（1）测定时比色皿要先用蒸馏水冲洗，再用被测溶液洗 3 次，以免被测液浓度改变。

（2）溶液装入比色皿后，要用擦镜纸（或滤纸）将比色皿外擦干，擦时应注意保护其透光面，使其不受损伤和产生斑痕，以免影响透光率。拿比色皿时，只能捏住毛玻璃的两边。

（3）比色皿放入比色皿架内时，应注意它们的位置排放，以免产生误差。

（4）比色皿用过后，要及时洗净擦干，放回盒内。

（5）每台仪器所配套的比色皿不能与其他仪器上的比色皿单个调换。

（6）如果大幅度改变测试波长时，需等数分钟才能正常工作（因波长由长波向短波或短波向长波移动时,光能量变化急剧,光电管受光后响应缓慢,需一段光响应平衡时间)。

（7）仪器使用完毕后,用随机提供的塑料套子罩住,在套子内应放数袋硅胶,以免灯室受潮,反射镜发霉或玷污,影响仪器能量。

（8）经常注意左侧干燥筒内的防潮硅胶是否变色,如发现硅胶颜色变红,应将其取出调换或烘干至蓝色,待冷却后再置入。

（四）常用玻璃仪器

常用玻璃仪器如图 1-12 所示。

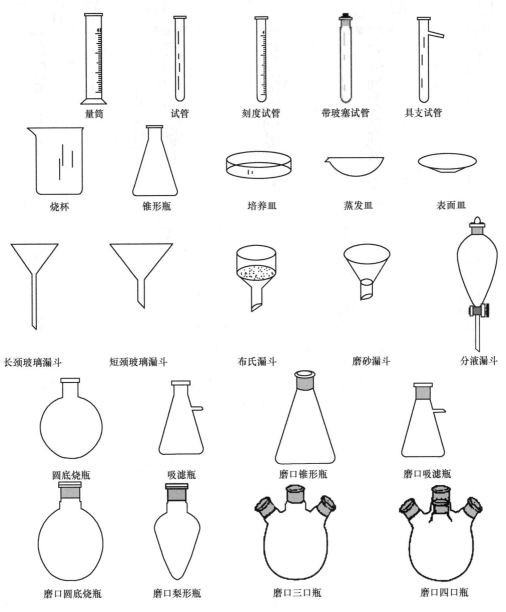

量筒　试管　刻度试管　带玻塞试管　具支试管

烧杯　锥形瓶　培养皿　蒸发皿　表面皿

长颈玻璃漏斗　短颈玻璃漏斗　布氏漏斗　磨砂漏斗　分液漏斗

圆底烧瓶　吸滤瓶　磨口锥形瓶　磨口吸滤瓶

磨口圆底烧瓶　磨口梨形瓶　磨口三口瓶　磨口四口瓶

图 1-12　常用玻璃仪器

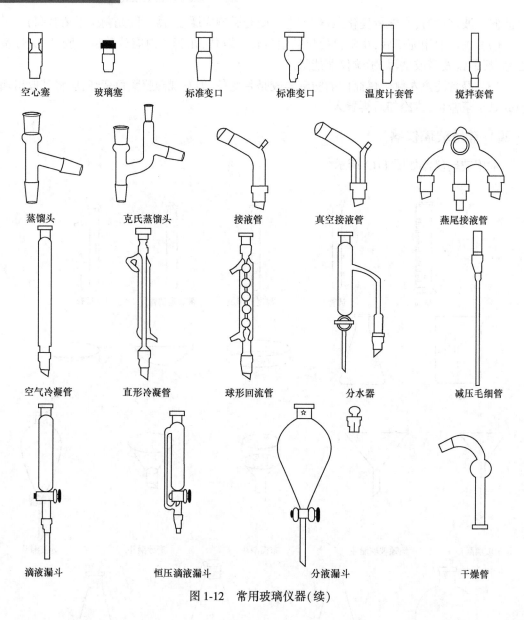

空心塞   玻璃塞   标准变口   标准变口   温度计套管   搅拌套管

蒸馏头   克氏蒸馏头   接液管   真空接液管   燕尾接液管

空气冷凝管   直形冷凝管   球形回流管   分水器   减压毛细管

滴液漏斗   恒压滴液漏斗   分液漏斗   干燥管

图 1-12   常用玻璃仪器(续)

(母昭德 李 伟 胡雪原)

第2章 医用化学实验的基本操作

一、仪器的清洗与干燥

操作视频

(一) 仪器的清洗

化学实验清洗玻璃仪器简单常用的方法是用长柄毛刷(试管刷)蘸上去污粉或肥皂粉,刷洗润湿的器壁,除去玻璃表面的污物,最后用自来水清洗。若此时有去污粉的微小粒子黏附在玻璃器皿壁上,可采用2%盐酸摇洗一次,再用自来水清洗。当仪器倒置,器壁不挂水珠时,即洗净,可供实验用。

在某些有特殊要求的实验中,需要更洁净的仪器时,可使用洗涤剂洗涤。若用于精制产品,或供有机分析用的仪器,则须用蒸馏水摇洗,除去自来水冲洗时带入的杂质。

为了使清洗工作简便有效,最好在每次实验结束后,立即清洗使用过的仪器,因为污物的性质在当时是清楚的,容易用合适的方法除去。例如,已知瓶中残渣为碱性时,可用稀盐酸或稀硫酸溶解;反之,酸性残渣可用稀的氢氧化钠溶液除去。例如,已知残留物溶解于某常用的有机溶剂中,可用适量的该溶剂处理。当不清洁的仪器放置一段时间后,往往由于挥发性溶剂的逸去,使洗涤工作变得更加困难。若用过的仪器中有焦油状物,则应先用纸或去污粉擦去大部分焦油状物后再酌情用各种方法清洗。

有机实验室中常用超声波清洗器来洗涤玻璃仪器,既省时又方便。只要把用过的仪器,放在配有洗涤剂的溶液中,接通电源,利用声波的振动和能量,即可达到清洗仪器的目的。清洗过的仪器,再用自来水漂洗干净即可。

另外,我们必须反对盲目使用各种化学试剂和有机溶剂来清洗仪器。这样不仅造成浪费,而且还可能带来危险。

(二) 仪器的干燥

进行有机化学实验的玻璃仪器除需要洗干净外,还常常需要干燥。一般将洗净的仪器倒置一段时间后,若没有水迹,即可使用。有些严格要求无水的实验,仪器的干燥与否甚至成为实验成败的关键。为此,可将所使用的仪器放在烘箱中烘干。

较大的仪器或者在洗涤后需立即使用的仪器,为了节省时间,可将水尽量沥干后,加入少量丙酮或乙醇摇洗(使用后的乙醇或丙酮应倒回专用的回收瓶中),先吹入冷风 1~2min,当大部分溶剂挥发后,再吹入热风使干燥完全(有机溶剂蒸气易燃烧和爆炸,故不宜先用热风吹)。吹干后,再吹冷风使仪器逐渐冷却。否则,被吹热的仪器在自然冷却过程中会在瓶壁上凝结一层水汽。

二、移液管、吸量管和容量瓶的使用方法

（一）移液管和吸量管

移液管和吸量管都是准确移取定量溶液的量器。移液管中间有膨大部分的称胖肚移液管，常用的规格有 5mL、10mL、25mL、50mL。吸量管是具有分刻度的直形玻璃管，常用的规格有 1mL、2mL、5mL、10mL。其形状见图 2-1。移液管和吸量管的操作方法相同，下面以移液管的操作为例加以说明。

容量仪器在使用前必须洗净，用自来水充分洗涤后，再用蒸馏水润洗 3 次。例如，移液管的洗涤方法是吸取少量洗涤液于移液管中、横放并转动移液管进行洗涤（图2-2）。

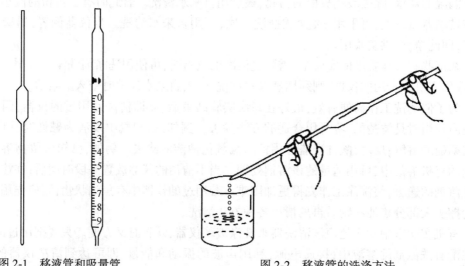

图 2-1　移液管和吸量管　　　　　图 2-2　移液管的洗涤方法

使用方法：当第一次使用洗净的移液管移取溶液时，应先用滤纸将尖端内外的水吸净，否则会因水滴引入改变溶液的浓度。然后，用少量所要移取的溶液将移液管润洗 2~3 次，以保证移取的溶液浓度不变。移取溶液时，用右手拇指和中指拿住移液管的柄端，将其下端插入溶液中 1~2cm，左手拿洗耳球，先把球内空气压出，将洗耳球的尖端接在移液管顶口，慢慢松开洗耳球使溶液吸入管内（图 2-3）。当液面升到刻度线以上时移去洗耳球，立即用右手食指按住管口，把移液管的尖端提出液面，略松食指使液体缓缓地流出直到溶液的弯月面与标线相切，立刻用食指压紧管口。然后，取出移液管，把准备承接溶液的容器稍倾斜，将移液管垂直地放入容器中，管尖紧靠容器内壁，松开食指让溶液自然地沿器壁流下（图 2-4），溶液流完后再停靠约 15s，取出移液管。（留在移液管尖端的少量液体，除在移液管上标明需"吹"者外，一般不吹出。）

移液管使用完毕，洗净后，放在移液管架上。（切忌烘烤引起容积变化而影响测量的准确度。）

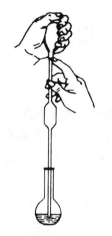
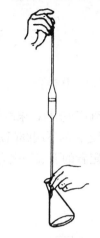

图 2-3　吸取溶液操作　　　　图 2-4　放出溶液操作

（二）容量瓶

　　容量瓶是一种带有磨口玻璃塞或塑料塞的长颈梨形平底玻璃瓶量器(图 2-5)。颈上有标线,表示在所指温度下当液体充满到标线时,液体体积恰好与瓶上所注明的体积相等。容量瓶一般用来配制标准溶液或试样液以及稀释一定量溶液到一定的体积。通常有 25mL、50mL、100mL、250mL、500mL、1000mL 等规格。

　　容量瓶使用前应检查是否漏水(图 2-6),然后洗净。若用固体配制溶液,先将准确称取的固体物质置小烧杯中溶解,再将溶液转入容量瓶中,转移时要使玻璃棒的下端靠近瓶颈内壁,使溶液沿玻璃棒及瓶颈内壁流下(图 2-7),溶液全部流完后,将烧杯和玻璃棒用蒸馏水洗涤 3 次,洗涤液一并转入容量瓶中,然后,用蒸馏水稀释至 2/3 容积处,摇动容量瓶,使溶液混合均匀,继续加蒸馏水,加至近标线时,改用胶头滴管滴加,直至溶液的弯月面与标线相切为止,盖紧瓶塞,将容量瓶倒转,并振荡数次,使溶液充分混合均匀(图 2-6)。

　　若把浓溶液定量稀释,则用移液管移取一定体积的浓溶液入容量瓶中,按上述方法稀释至标线,摇匀即可。

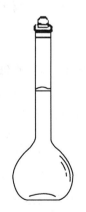
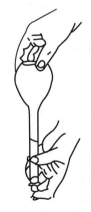
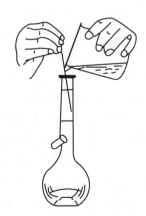

图 2-5　容量瓶　　　图 2-6　检查漏水及混匀溶液操作　　　图 2-7　转移溶液的操作

三、滴　　定

（一）滴定管的准备

滴定管是一支细长的刻度玻璃管,末端较细并有控制液体流出的阀门,分为酸式和碱式2种,如图2-8所示。酸式滴定管的下端阀门是毛玻璃旋塞(不可装碱液,因为碱能侵蚀毛玻璃,使旋塞不能转动);碱式滴定管的下端是嵌有玻璃珠的橡皮管(不能装$KMnO_4$、$AgNO_3$、I_2及其他能侵蚀橡皮的溶液)。

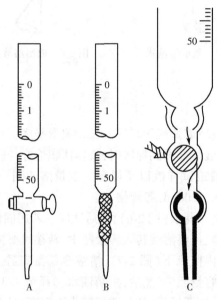

图2-8　滴定管

A. 酸式滴定管;B、C. 碱式滴定管

滴定管刻度是从上管口下方不远的零刻度开始,向下每隔1mL标一刻度。每毫升间又分为十等份(0.10mL),而在0.1mL刻度间又可估读至小数点的第二位数值。滴定管用于正确计量反应所消耗的标准溶液的体积。自滴定管流出的溶液体积,可由滴定前后管上刻度的差值来计算,可准确测量溶液体积到0.01~0.02mL。

滴定管在使用前,应先装水检查是否漏水。如果漏水,应将旋塞拨出,用吸水纸或干净纱布把塞子和塞槽擦干,涂上一薄层凡士林(注意不要涂得太多,以免塞孔堵塞),如图2-9所示。再将旋塞插入槽中,使活塞能旋转自如,光亮透明。确定不漏水后,酸式滴定管用少量HCl标准溶液淋洗,碱式滴定管用少量NaOH标准溶液淋洗。淋洗应各进行三次,每次约用溶液5~10mL,淋洗后的溶液应从管嘴放出弃去,以除去留在滴定管内的水分,以免稀释加入的标准溶液。加溶液于滴定管时,必须从试剂瓶直接倾入滴定管中。注入滴定管中的溶液液面应高出刻度零处约5mL,开放阀门排出滴定管下端的气泡:酸式滴定管排气泡时只需让溶液以急流通过阀门即可;碱式滴定管排气泡时须将滴定管的橡皮扭转向上,用手捏玻璃珠排出(图2-10),再调节溶液液面使溶液弯月面最低点恰好和零刻度线相切或零刻度线以下。

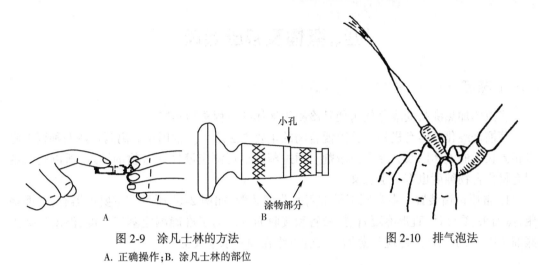

图 2-9　涂凡士林的方法
A. 正确操作；B. 涂凡士林的部位

图 2-10　排气泡法

（二）滴定

滴定最好在白天进行，读数时可借黑白纸作背衬使读数更加清晰，见图 2-11，读数时要注意观测液面的刻度和弯月面及眼睛应在同一水平面上，否则将产生读数误差，见图 2-12。其滴定操作如图 2-13 所示。

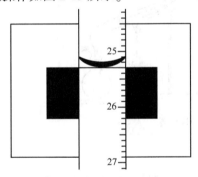

图 2-11　滴定管读数

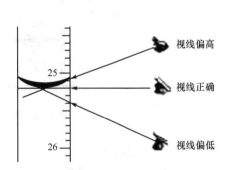

图 2-12　读数视线的位置

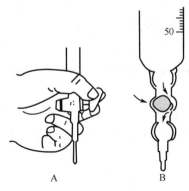

图 2-13　滴定操作
A. 酸式滴定管；B. 碱式滴定管

四、蒸馏及减压蒸馏

(一) 蒸馏

将液体加热沸腾变成蒸气再使其冷凝为液体的过程称为蒸馏。

蒸馏是纯化液体有机物和分离混合物的重要方法之一。常用于分离两种或两种以上沸点相差较大的液体以及去除有机溶剂。通过蒸馏还可测定液体化合物的沸点,所以它对鉴别有机化合物纯度也有一定意义。

1. 常压蒸馏装置   在常压下最常用的蒸馏装置,如图 2-14 所示。主要仪器有:蒸馏烧瓶、蒸馏头、温度计、直形冷凝管、接液管和接收瓶等。为了准确测定蒸气温度,温度计插入蒸馏头中央,水银球上缘应与蒸馏头支管下缘在同一水平线上。

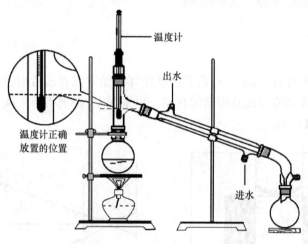

图 2-14   常用常压蒸馏装置

2. 常压蒸馏的注意事项

(1) 选择蒸馏瓶的原则是蒸馏物的量不超过蒸馏瓶容量的 2/3,不少于 1/3。

(2) 为了使液体沸腾平稳,防止暴沸,蒸馏前应加入少量助沸物(沸石或毛细管等多孔性物质)。如果蒸馏前未加入助沸物,必须待液体冷却后再补加,其原因是以免引起剧烈暴沸。如果中断蒸馏,每次蒸馏前都要重新加入助沸物。

(3) 装配蒸馏装置时,要做到装置准确端正,重要的是连接处紧密不漏气,接收器必须与外界大气相通。如果蒸馏易挥发和易燃物质(如乙醚、乙醇等)时,不能用明火(如酒精灯等)加热。

(4) 蒸馏速度以每秒接液管滴下 1~2 滴蒸馏液为宜。如果维持原来加热温度,不再有馏液蒸出,同时温度计读数突然明显下降或升高时,应停止蒸馏。即使蒸馏物杂质很少,也不能蒸干,以免发生意外事故。

(二) 减压蒸馏

在低于常压下进行的蒸馏称为减压蒸馏。它是分离和纯化高沸点或不稳定有机物的重要方法之一。此方法特别适用于在常压下蒸馏时未达到沸点即容易分解或氧化的有机物。在减压下蒸馏,液体有机物的沸点显著降低。因此,减压蒸馏对于分离提纯沸点较高或性质不稳定的液体有机物具有重要的意义。

1. 减压蒸馏装置　常用的减压蒸馏装置,如图 2-15 所示。主要仪器有:双颈蒸馏瓶[又称克氏(Clasen)烧瓶]、冷凝管、接液瓶、吸收装置、测压计、安全瓶和减压泵等。

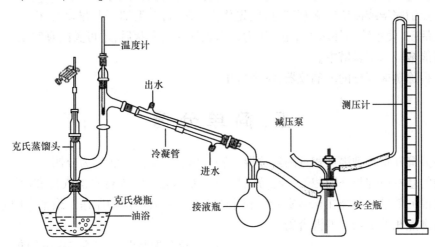

图 2-15　常用减压蒸馏装置

2. 减压蒸馏的注意事项

(1) 控制减压压力是保证安全进行减压蒸馏的关键。具体做法是在克氏烧瓶的一瓶口中插入一根末端拉成毛细管的玻璃管,其毛细管口距烧瓶底部约 2mm,玻璃管上端与装有螺旋夹的橡皮管相连,以调节进入瓶中的空气量,控制压力,并通过气泡的搅动,阻止沸腾,保证减压蒸馏过程平稳。

(2) 减压蒸馏采用克氏烧瓶作蒸馏瓶的优点在于减少沸腾液溅入支管。

(3) 减压蒸馏的接液瓶应耐压,一般不能用锥形瓶。若需分段接收馏出液,最好采用多头接液管。

(4) 为了保护减压油泵,在泵前应装吸收装置、吸滤瓶和测压计。吸收装置的干燥塔内放碱石灰、干燥氯化钙、活性炭等吸收腐蚀性气体或蒸气。吸滤瓶作安全瓶,防止装置内压力突变及油泵倒吸。测压计用来指示蒸馏系统内的压力。在一般有机实验中,减压泵可用水泵或油泵。水压高,水泵质量好时,水泵可把压力减低到 15～20mmHg,适用于一般减压蒸馏。若需要在更低压力下蒸馏,可采用真空油泵,能减到 1mmHg 以下的真空度。

(5) 整个减压系统的连接处必须紧密不漏气。连接导管应用耐真空橡皮管或听诊器胶管代替,磨口仪器应在磨口塞上涂以少量真空润滑脂。

3. 减压蒸馏的具体操作

(1) 按图 2-15 装置仪器,在进行减压蒸馏前,需检查整个装置的气密性。方法是:旋紧毛细管上的螺旋夹,打开安全瓶上的两通活塞与大气相通,然后开动真空泵抽气。再逐渐关闭两通活塞,从压力计上观察装置所能达到的真空度。然后,再慢慢打开两通活塞,放入空气,直到内外压力相等为止,关闭真空泵。

(2) 加入蒸馏的液体有机物,其量不得超过克氏烧瓶容量的 1/2,再开动真空泵,关闭两通活塞,调整毛细管导入的空气量,以保持所需恒定的真空度。

（3）通入冷凝水,选用合适的热浴加热进行减压蒸馏(不能直接用火加热),蒸馏速度控制在每秒 1~2 滴,在减压蒸馏过程中,应密切注意温度计读数和压力变化。收集所需沸点的馏出液。蒸馏易分解的液体应戴上防护罩,整个减压蒸馏过程中,操作人员不能离开岗位。

（4）蒸馏完毕或需要中断蒸馏时,应先移去火源,打开毛细管上螺旋夹,稍冷后,再慢慢打开两通活塞,使系统内外压力平衡,压力计水银柱回复原状后,才可关闭真空泵,否则油泵中的油可能被吸入干燥塔中。

（5）拆除蒸馏部分的玻璃仪器,洗净备用。

五、简单分馏

应用分馏柱将几种沸点相近的液体混合物分离和纯化的方法称为分馏。

分馏的基本原理与蒸馏相似。在分馏柱内使液体混合物进行多次气化和冷凝,从而达到多次蒸馏的效果。分馏在化学实验室和化学工业中有着广泛的用途。最精密的分馏设备已能分离沸点相差 1~2℃ 的混合物。

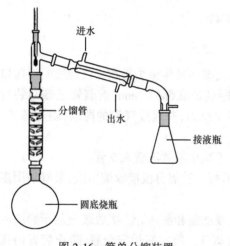

进水

分馏管

出水

接液瓶

圆底烧瓶

图 2-16　简单分馏装置

1. 简单分馏装置　实验室中的简单分馏装置见图 2-16。为了提高分馏效率,采用不同型号的分馏柱,同时,分馏柱中可装入具有较大表面的玻璃球、玻璃环及其他填充物。

简单分馏的操作与蒸馏大致相同。把欲分离纯化的液体有机物放入圆底烧瓶中,加入沸石或其他助沸物,装入分馏柱,插入温度计,仔细检查冷凝管、接液瓶后,即可进行分馏操作。

2. 分馏的注意事项

（1）分馏一定要缓慢进行,分馏速度一定要恒定(每 2~3s 一滴),所用热源要稳定,便于控制。

（2）要有适量的液体从分馏柱流回蒸馏瓶,保持适当的回流比。

（3）采用保温装置,尽可能减少分馏柱的热散失和变动,提高分馏效率。

六、过　　滤

过滤是固体与液体分离最常用的方法之一。当溶液和固体的混合物经过滤器(如滤纸)时,固体留在过滤器上,而漏入接液瓶的溶液叫滤液。

溶液的温度、黏度、过滤时的压力,过滤器的孔隙大小和沉淀物的状态,都会影响过滤的速度。热的溶液比冷的溶液容易过滤。溶液的黏度愈大,过滤愈慢。减压过滤比常压过滤快。过滤器的孔隙要选择适当,太大会透过沉淀,太小则易被沉淀堵塞,使过滤难于进行。

沉淀若呈现胶状时,必须先加热一段时间来破坏它,否则它会透过滤纸。总之,要结合具体情况,考虑各方面的因素来选用不同的过滤方法。

常用的过滤方法有三种:常压过滤、减压过滤和热过滤。

(一) 常压过滤

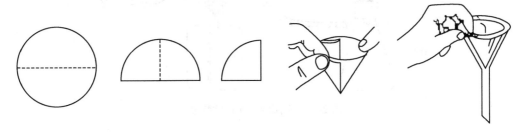

图 2-17　滤纸的折叠及其使用方法

此法最为简便和常用,贴有滤纸的漏斗是该法常用的过滤器(图 2-17)。先把圆形滤纸对折两次成四层,拨开一层即成圆锥形,内角为 60°。标准漏斗内角亦为 60°恰与滤纸密合。若漏斗规格非标准(非 60°角),则可根据漏斗的角度来选用,将滤纸折成与之相适应的角度,使滤纸与漏斗密合。然后将滤纸三层处外面相连的两层撕去一小角。用食指把滤纸按在漏斗内壁上(滤纸边缘应低于漏斗边缘 0.5～1cm),用少量蒸馏水湿润滤纸,使其紧贴在漏斗内壁上,并赶去滤纸与漏斗之间的气泡。这种情况下过滤时,漏斗颈内可充满滤液,滤液以本身的质量拽引漏斗内液体下漏,使过滤大为加速。否则,气泡的存在将延缓液体在漏斗颈内的流动而减缓过滤的速度。

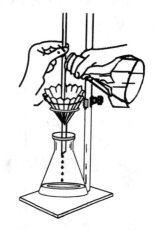

图 2-18　多折滤纸快速过滤溶液方法

另外,可采用多折滤纸快速过滤的方法(图 2-18)。将漏斗放在漏斗架上,下面放接液瓶,使漏斗颈下端靠在接液瓶内壁。一般情况下,先过滤溶液,后转移沉淀,这样可节省过滤时间。过滤时,把玻璃棒抵在三层滤纸处并引流溶液,每次转移量不能超过滤纸高度的 2/3,按此方法将溶液过滤完后,再把沉淀转移到滤纸上。洗涤时,按照少量多次的原则,洗涤效率才高。

(二) 减压过滤

为了加速溶液与沉淀混合物的分离,常采用减压过滤的方法(图 2-19)。它是由布氏漏斗、抽滤瓶、安全瓶和玻璃水泵组成,其水泵安装在实验室的自来水龙头上。

减压过滤时,为了防止因关闭水阀或其水流速改变引起自来水倒吸污染滤液,通常在水泵与抽滤瓶之间安装一个安全瓶。也正因为如此,在停止抽滤时,应首先从抽滤瓶上拔掉橡皮管,使之与安全瓶断开,然后再关闭水龙头,以防自来水吸入瓶内。最后将布氏漏斗从瓶上取下,将沉淀用玻璃棒或药匙移入盛器内。

另外需特别注意,抽滤用的滤纸应比布氏漏斗的内径略小,但又能盖住全部瓷孔。然

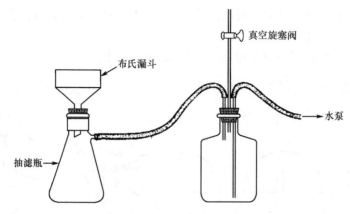

图 2-19   常用的减压过滤装置

后,将滤纸平铺在漏斗内并用少量待过滤溶液的溶剂润湿后,慢慢打开水龙头,稍微抽吸使滤纸紧贴在漏斗上,才能往漏斗内转移溶液进行过滤。

有些浓的强酸、强碱或强氧化性的溶液,过滤时不能使用滤纸,因为它们会和滤纸发生作用而破坏滤纸。此时,可采用纯尼龙布或的确良布来代替滤纸;也可采用烧结玻璃漏斗(也叫玻璃砂漏斗),但它不适用于强碱性溶液的过滤,因为强碱能腐蚀玻璃。

(三)热过滤

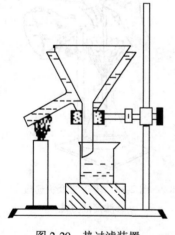

图 2-20   热过滤装置

如果溶质的溶解度随温度变化较大,当温度降低而容易析出大量结晶时,此时可采用热过滤装置(图 2-20)进行热过滤。热过滤是为了防止热溶液在过滤中,由于受冷而使某些溶质自溶液中结晶析出。与常温常压过滤装置相比,热过滤装置是在普通漏斗外套装一热漏斗,它可根据过滤要求,恒定漏斗温度。漏斗可采用短颈或无颈漏斗。

为加快过滤,其滤纸折叠时,先对折成双层半圆滤纸,再来回对折成十六等份呈折叠扇面形,拉开双层即成菊花形滤纸(图 2-21)。过滤操作与常压过滤法基本相同。

七、重   结   晶

重结晶是纯化固体有机物的重要方法之一。其原理是利用被重结晶有机物与杂质在同一溶剂的不同温度时溶解度的不同,使有机物与杂质分离,从而达到纯化有机物的目的。

(一)重结晶的步骤

1. 将重结晶有机物溶解在适当的溶剂内,在沸点或接近沸点时剧烈搅拌,制成过饱和溶液。

2. 将热的饱和溶液过滤除去杂质和不溶性化合物。为防止过滤时结晶析出,可用加热

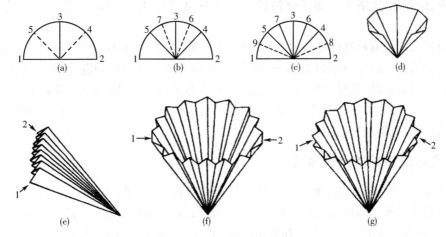

图 2-21　多折滤纸的折叠顺序

夹套漏斗或适当溶剂进行稀释。

　　3. 将滤液冷却或蒸去部分溶剂,使待纯化有机物析出结晶。

　　4. 用离心法或布氏漏斗抽滤,将结晶从母液中分离出来。

　　5. 用少量纯净冷溶液洗涤并干燥结晶。

　　如所得有机物经测定达到规定熔点,或达到其他纯度规定要求,则说明重结晶成功。否则就要再反复进行结晶,直到符合标准为止。

(二) 选择重结晶溶剂的原则

　　进行重结晶时,选择合适的溶剂是非常重要的。选择溶剂应注意以下几点:

　　1. 被重结晶的有机物在较高温度下的溶解度比在室温或低温下大。

　　2. 被重结晶的有机物能形成良好、稳定的结晶。

　　3. 被重结晶的有机物和杂质在溶剂中溶解度差别较大。

　　4. 溶剂应该容易从精制好的有机物中除去。

　　5. 溶剂与被重结晶的有机物不发生化学反应。

　　6. 溶剂最好是不易挥发的或不是极易燃烧的。由于此原因,应尽量减少用乙醚和二硫化碳作为重结晶溶剂。

(三) 选择重结晶溶剂的经验方法

　　根据以上要求,总结出几条选择重结晶溶剂的经验以供参考:

　　1. 含羟基的有机物最容易在水、甲醇、乙醇或丙酮中溶解。石油醚能用于不溶于水的物质。但要注意,如果性质太相近,溶解度就会太大。

　　2. 极性物质在极性溶剂内比在非极性溶剂内更易溶解。

　　溶剂及其用量可根据有关文献报道的溶解度资料进行选择。如果没有文献资料,可用实验方法进行选择。一般将少量(约 0.1g)仔细研细的物质放入试管中,加入溶剂正好将其盖没,观察加热溶解及冷却时结晶的情况。如果在冷却或微温的情况下就能溶解,表明这种溶剂不合适。相反,如将溶剂加热至沸腾时它还不溶解,这种溶剂也不合适。如果物质溶于热溶剂内,但在冰-盐浴上冷却几分钟后还不能析出结晶,则这种溶剂也不能作为重结晶溶剂。

如果被重结晶有机物极易溶解在某一溶剂中,而在另一溶剂中又难溶解,并且这两种溶剂又是可混溶的,则可考虑采用混合溶剂作重结晶溶剂。可配对的混合溶剂很多,常用的有:乙酸与氯仿、乙醇、乙酸二酯、石油醚或水;丙酮与苯、乙酸丁酯、丁醇、四氯化碳、氯仿、环己烷、乙醇、乙酸乙酯、石油醚或水;氨与吡啶;苯胺与丙酮、苯、四氯化碳、乙醚、正庚烷、甲醇或硝基苯;四氯化碳与环己烷等。

(四) 重结晶实验的具体操作

1. 溶解　将称量过的被重结晶有机物放在圆底或三角烧瓶中,装上回流冷凝管,加入几粒沸石防止暴沸。然后加入估计量的 3/4 的溶剂,加热至沸回流。假如有机物不完全溶解,可经过冷凝管补加一些溶剂。如果不溶物的量没有减少,应该将其滤去。

2. 脱色　对于被重结晶有机物中的有色杂质可以加入活性炭等进行吸附。但不要把活性炭加到很热的溶液中以免溶液发生暴沸。活性炭的加入量一般为被重结晶有机物的 1%~2%。除活性炭外,常用的吸附剂还有硅胶、氧化铝、硅藻土、滑石粉等。混合物一般要加热 5~10min,再趁热进行过滤处理。

3. 热溶液的过滤　为了防止物质在滤纸或漏斗颈中结晶而损失,必须尽可能地进行热过滤。

4. 溶液中结晶的析出　相同量有机物大结晶的表面积小于小结晶的表面积。溶液中的杂质常被吸附在结晶表面,因此,结晶细小的有机物常常纯度不是太高。为使其形成大的结晶,应该将热溶液慢慢冷却。如果溶液不容易形成结晶中心,则可用玻璃棒刮擦器壁,或放入几粒纯结晶作为晶种,以加速结晶。

5. 结晶的分离和干燥　一般用抽滤法从母液中分离出结晶性物质。抽滤后解除真空,用少量冷的纯溶液洗涤结晶,用玻璃棒搅拌,重新抽真空吸去溶剂。通常可洗涤 2~3 次。对于不吸湿的低熔点物质,可在空气中自然干燥。较好的干燥方法是在装有合适干燥剂(如氯化钙、浓硫酸、氢氧化钠、硅胶、五氧化二磷等)的普通或真空干燥器中进行干燥。对空气和温度相对稳定的有机物可在红外灯下或烘箱中干燥。

6. 混合溶剂重结晶　将有机物先溶在易溶解的溶剂中,制成热溶液,然后滴加难溶解该有机物的溶剂,直至微浑浊或开始析出结晶,再加入几滴第一种溶剂使溶液变澄清,或直接加热至溶液澄清。然后,再放置冷却按常法处理。

八、萃取与洗涤

萃取是有机化学实验中常用的分离和纯化化合物的方法之一。通过萃取,可以从固体或液体混合物中提取所需的有机物。

萃取的基本原理是分配定律,利用有机物在两种互不相溶的溶剂中溶解度或分配系数的不同,使有机物从一种溶剂转移至另一种溶剂中,从而达到分离的目的。

在实验室中,常用分液漏斗进行萃取。常用的分液漏斗有球形、圆柱形和梨形三种。

1. 分液漏斗的用途

(1) 分离两种互不混溶(分层)的液体。

(2) 从溶液中萃取某种有机物。

(3) 在分液漏斗中,用水、酸或碱等洗涤溶液中某种有机物。

2. 分液漏斗的操作方法及注意事项

(1) 通常选择容积比萃取液大 1~2 倍的分液漏斗。使用前,仔细检查分液漏斗的活塞和玻璃塞是否配套严密,防止在使用过程中漏液或无法操作。如活塞处漏液,取下活塞,涂上少量凡士林或润滑脂,塞好后旋转数圈,使润滑脂分布均匀,应当注意,不能堵塞活塞孔,然后将活塞关好。

(2) 装入被萃取有机物和溶剂,盖好玻塞(玻塞磨口处不能涂油),并注意封闭玻璃气孔,以免漏液。取下分液漏斗,按图 2-22 所示方式将分液漏斗振摇多次,使两液相充分接触,以提高萃取效率。开始振摇时要慢,每振摇几次后,让漏斗下口倾斜向上,打开活塞放气,使内外压力平衡。重复上述操作几次,直到完成萃取。

(3) 将分液漏斗放在铁环上静置如图 2-23 所示,使两液层分层,然后旋转上面玻塞,对准放气孔,下层液体从活塞放出;上层液体从分液漏斗上口倒出,切不可上层液体从下口活塞放出,以免造成污染。

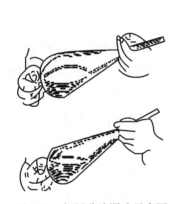

图 2-22　振摇分液漏斗示意图

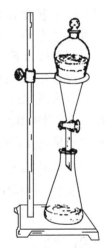

图 2-23　分液漏斗的静置分层

(4) 在萃取过程中,特别是当溶液呈碱性时,常会产生乳化现象,影响液体分层。为此常加入少量电解质(如氯化钠)或去泡剂等破坏乳状液体,也可采用轻轻回荡分液漏斗,较长时间的静置来使两液相完全分层。

萃取溶剂的选择,应随待萃取的有机物性质确定,常用的有水、乙醇、丙酮、氯仿等。

按照分配定律,将一定量的溶剂分几次进行萃取,其效果比相同量溶剂一次萃取效率要高。

用液体洗涤有机物的方法与萃取相似。

(余　瑜　孙立力　周丽平)

第3章 无机化学实验

第一节 经典性实验

实验一 氯化钠的制备及鉴定

【实验目的】

1. 掌握提取纯化氯化钠的原理和方法。

2. 熟悉溶解、加热、沉淀、过滤、蒸发、结晶等基本操作。

3. 了解常见 Ca^{2+}、Mg^{2+}、SO_4^{2-} 等离子的鉴定方法。

【实验原理】

1. 杂质的去除　在粗食盐中,主要含氯化钠和少量杂质,其中杂质又可分为不溶性杂质(如泥沙等)和可溶性杂质(如 K^+、Ca^{2+}、Mg^{2+}、SO_4^{2-} 等)。根据杂质性质和溶解度的不同,除去这些杂质可采用方法如下:

(1)采用过滤法,除去不溶性杂质如泥沙等。

(2)采用化学方法,除去一些可溶性杂质离子。例如,粗食盐中的 SO_4^{2-} 用 $BaCl_2$ 溶液沉淀除去;Mg^{2+}、Ca^{2+} 及过量的 Ba^{2+} 用 Na_2CO_3 和 $NaOH$ 沉淀除去;过量的 CO_3^{2-} 和 OH^- 用 HCl 中和除去。涉及的离子反应方程式如下:

$$Ba^{2+} + SO_4^{2-} = BaSO_4 \downarrow（白） \qquad Ca^{2+} + CO_3^{2-} = CaCO_3 \downarrow（白）$$

$$Mg^{2+} + 2OH^- = Mg(OH)_2 \downarrow \quad（白） \qquad Ba^{2+} + CO_3^{2-} = BaCO_3 \downarrow（白）$$

$$H^+ + OH^- = H_2O \qquad 2H^+ + CO_3^{2-} = H_2O + CO_2 \uparrow$$

(3)少量可溶性杂质,如 Br^-、I^-、K^+ 等离子,由于其溶解度较大,且其含量较少,在结晶时残留于母液中除去。

2. 氯化钠提纯工艺流程示意图(图 3-1)

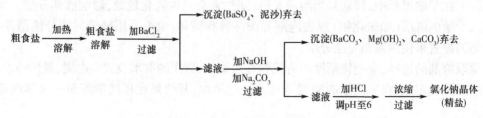

图 3-1　氯化钠提纯工艺流程

【实验仪器与试剂】

100mL 烧杯,50mL 量筒,10mL 量筒,电炉,滴管,0.01g 电子天平(或台秤),铁架台,布氏漏斗,抽滤瓶,粗食盐,水泵,pH 试纸,蒸发皿等。

1mol·L^{-1}BaCl$_2$溶液,2mol·L^{-1}NaOH 溶液,2mol·L^{-1}HCl 溶液,1mol·L^{-1}Na$_2$CO$_3$溶液,0.5mol·L^{-1}(NH$_4$)$_2$C$_2$O$_4$溶液,镁试剂,新鲜蒸馏水等。

【实验步骤】

1. 氯化钠的提纯

(1) 称取粗食盐 8.0g 于小烧杯中,加入约 30mL 蒸馏水,搅拌,加热使其溶解。

(2) 待溶液加热近沸时,边搅拌边滴加 1mol·L^{-1}BaCl$_2$溶液(约 2mL)至沉淀完全(为了检验沉淀是否完全,可将烧杯从石棉网上取下,待沉淀沉降后,在上层清液中加 1~2 滴 BaCl$_2$溶液,观察是否有浑浊现象。若无浑浊现象,则说明 SO$_4^{2-}$已沉淀完全,否则,需继续滴加 BaCl$_2$至沉淀完全)。继续加热 5min,使 BaSO$_4$颗粒增大,减压过滤(见第 2 章"六、过滤"部分)。

(3) 在滤液中加入 1mL 2mol·L^{-1}NaOH 溶液和 3mL 1mol·L^{-1} Na$_2$CO$_3$溶液,加热至沸。检查沉淀是否完全,沉淀完全后再继续加热 5min,减压过滤,保留滤液。

(4) 将滤液转入蒸发皿中,滴加 2mol·L^{-1}HCl 溶液至 pH 约为 6(用玻璃棒蘸取少量滤液在 pH 试纸上检验)。直火加热蒸发并不断搅拌,浓缩至粥状稠液。勿将溶液蒸干,使少量可溶性杂质留于溶液中。

(5) 冷却,减压过滤,抽干得氯化钠晶体(精盐)。

2. 产率的计算   称取氯化钠晶体(精盐)重量,并计算产率:

$$产率 = \frac{氯化钠重量(g)}{粗食盐重量(g)} \times 100\%$$

3. 精盐产品的纯度检验   取少量提纯前、后的氯化钠,分别用 5mL 蒸馏水溶解,各分装入 3 支试管中(粗盐溶解后取上清液),分成三组,用下法对照检验并比较其纯度:

(1) SO$_4^{2-}$的检验:在第一组试液中各加入 1mol·L^{-1}BaCl$_2$溶液 2 滴,比较其浑浊情况。

(2) Ca^{2+}的检验:在第二组试液中各加入 0.5mol·L^{-1}(NH$_4$)$_2$C$_2$O$_4$溶液 2 滴,比较其浑浊情况。

(3) Mg^{2+}的检验:在第三组试液中各加入 2mol·L^{-1}NaOH 溶液 2~4 滴使溶液呈碱性,再分别加入镁试剂 2~3 滴,比较现象。

【注释】

镁试剂即对硝基苯偶氮间苯二酚(有机染料)。它在酸性溶液中呈黄色,在碱性溶液中呈红色或紫色。Mg^{2+}与镁试剂在碱性溶液中生成天蓝色浑浊(或沉淀)。镁试剂的结构为

【思考题】

1. 粗盐提纯中涉及哪些基本操作?实验中主要的注意事项有哪些?

2. 去除杂质离子过程中，为什么先加 $BaCl_2$，再加 Na_2CO_3 和 NaOH，最后加盐酸？（可否改变加入试剂的次序？为什么？）

3. 用盐酸调节滤液 pH 时，为何要调节至弱酸性？

4. 如果在蒸发浓缩时将滤液蒸得太干或未蒸至稠粥状即停止加热对精盐的提纯结果有何影响？

（梁国娟）

实验二　硫酸亚铁铵的制备及鉴定

【实验目的】

1. 掌握复盐的制备方法。

2. 熟悉蒸发、过滤、结晶等基本操作。

3. 了解目测比色法检验产品质量的方法。

【实验原理】

铁溶于稀硫酸中生成硫酸亚铁。硫酸亚铁与等物质的量的硫酸铵在水溶液中相互作用，即生成溶解度较小的浅蓝绿色硫酸亚铁铵[$FeSO_4 \cdot (NH_4)_2SO_4 \cdot 6H_2O$]复盐晶体，反应式如下：

$$Fe + H_2SO_4 = FeSO_4 + H_2 \uparrow$$
$$FeSO_4 + (NH_4)_2SO_4 + 6H_2O = FeSO_4 \cdot (NH_4)_2SO_4 \cdot 6H_2O$$

在空气中亚铁盐通常都易被氧化，但形成的复盐比较稳定，不易被氧化。

【实验仪器与试剂】

锥形瓶，25mL 比色管，电子天平，量筒，蒸发皿，吸量管，滴管，电炉，洗瓶，布氏漏斗，pH 试纸等。

铁粉，Fe^{3+} 标准溶液，$2mol \cdot L^{-1}$ HCl 溶液，$3mol \cdot L^{-1}$ H_2SO_4 溶液，$1mol \cdot L^{-1}$ KSCN 溶液，硫酸铵（饱和溶液），新鲜蒸馏水等。

【实验步骤】

1. 硫酸亚铁的制备　称取 4g 铁粉放入锥形瓶中，加入 30mL $3mol \cdot L^{-1}$ H_2SO_4 溶液，放在石棉网上用小火加热，使铁粉和硫酸反应直至不再产生气泡为止（约需 20min）。在加热过程中不时加入少量水以补充蒸发掉的水分，防止 $FeSO_4$ 晶体析出。趁热过滤，滤液立即转移至蒸发皿中，此时溶液的 pH≈1。

2. 硫酸亚铁铵的制备　在 $FeSO_4$ 溶液中加入 15mL $(NH_4)_2SO_4$ 饱和溶液，混匀，用 $3mol \cdot L^{-1}$ H_2SO_4 溶液调节 pH 为 1~2，用小火蒸发浓缩至出现晶体膜为止（蒸发过程不宜搅动），冷却溶液，硫酸亚铁铵即可结晶出来（必要时可用冰浴冷却）。减压过滤，观察晶体的形状和颜色。称重并计算产率。

3. Fe^{3+} 的限量分析　称取 1g 产品置于 25mL 比色管中，用 15mL 新鲜蒸馏水溶解，加入 2mL $2mol \cdot L^{-1}$ HCl 溶液和 1mL $1mol \cdot L^{-1}$ KSCN 溶液，再加蒸馏水至刻度，摇匀后，将所呈现

的红色和下列标准溶液的红色比较,确定 Fe^{3+} 的含量符合哪一级试剂的规格。

(1) 含 Fe^{3+} 0.05mg(符合 I 级试剂)。

(2) 含 Fe^{3+} 0.10mg(符合 II 级试剂)。

(3) 含 Fe^{3+} 0.20mg(符合 III 级试剂)。

【思考题】

1. 制备 $FeSO_4$ 时,为什么要趁热过滤?

2. 在制备硫酸亚铁铵时,饱和 $(NH_4)_2SO_4$ 的作用是什么?

3. Fe^{3+} 的限量分析实验中,为什么要用除掉 O_2 的蒸馏水?

(赵先英)

实验三 酸碱标准溶液的标定和比较

【实验目的】

1. 掌握标准溶液的配制方法。

2. 熟悉酸碱滴定的基本操作方法以及滴定终点的准确判断。

3. 了解基准物质标定酸碱浓度的原理和方法。

【实验原理】

容量分析的第一步是配制标准溶液。按所用化学试剂纯度的不同,配制标准溶液的方法有直接法和间接法两种。直接法是指采用纯度高、性质稳定、组成与化学式完全符合的基准物质直接配制准确浓度的标准溶液。但很多试剂难于达到基准物质的要求,只能用间接法,先配成近似浓度的溶液,再利用基准物质或另一种标准溶液,通过标定和计算,确定标准溶液的准确浓度。

1. 酸碱标准溶液的标定 标定碱溶液用酸或酸性物质如 $H_2C_2O_4$(草酸)等作为基准物质;标定酸溶液用碱或碱性物质,如无水 Na_2CO_3、$Na_2B_4O_7 \cdot 10H_2O$(硼砂)等作为基准物质。本实验选用硼砂作为基准物质来标定 HCl 的浓度,反应如下:

$$Na_2B_4O_7 \cdot 10H_2O + 2HCl = 2NaCl + 5H_2O + 4H_3BO_3$$

准确称取一定量(m)的硼砂,用 HCl 溶液滴定,达计量点时,根据反应方程式,盐酸的物质的量 = 2×硼砂的物质的量:

$$n(HCl) = 2n(Na_2B_4O_7 \cdot 10H_2O)$$

即

$$c(HCl) \cdot \frac{V(HCl)}{1000} = \frac{2m}{Mr(Na_2B_4O_7 \cdot 10H_2O)}$$

上式中 $Mr(Na_2B_4O_7 \cdot 10H_2O)$ 为硼砂的摩尔质量,等于 381.4g·mol^{-1},m 为其质量(g),$V(HCl)$ 为盐酸的体积(mL)。

即

$$c(\text{HCl}) = \frac{1000m}{190.7 \times V(\text{HCl})}$$

标定时,若为称量的 1/10(即配制成 250mL 溶液,取 25mL 滴定),则

$$c(\text{HCl}) = \frac{1000 \cdot m \cdot \dfrac{25.00}{250.0}}{190.7 \times V(\text{HCl})} \tag{3-1}$$

2. 酸碱标准溶液的比较

利用已知浓度的标准溶液,通过酸碱比较,可确定未知溶液的准确浓度,可由式(3-2)计算出。

$$\text{HCl} + \text{NaOH} = \text{NaCl} + \text{H}_2\text{O}$$
$$n(\text{NaOH}) = n(\text{HCl})$$
$$c(\text{NaOH}) \cdot V(\text{NaOH}) = c(\text{HCl}) \cdot V(\text{HCl}) \tag{3-2}$$

【实验仪器与试剂】

酸式滴定管,滴定台,电子天平,250mL 锥形瓶,25mL 移液管,50mL 烧杯,碱式滴定管,试剂瓶,洗瓶,量筒,250mL 容量瓶,玻璃棒等。

硼砂,NaOH 固体,浓 HCl 溶液,甲基红指示剂等。

【实验步骤】

1. 酸标准溶液的标定 准确称取重结晶的硼砂 4~6g(称准至 0.1mg),置于干燥洁净的烧杯中,加入 30mL 蒸馏水,缓缓加热并振摇使溶解,冷却后定量转移至 250mL 容量瓶,加蒸馏水稀释至刻度。用移液管吸取 25mL 溶液放入洁净的 250mL 锥形瓶内,加甲基红指示剂 1~2 滴,用近似 0.1mol·L^{-1} 的 HCl 溶液滴至溶液从黄色变为橙色为止(滴定操作,见图 2-13)。记录读数,重复滴定两次。根据 3 次滴定结果,由式(3-1)计算出 HCl 的准确浓度。计算相对平均偏差。

2. 酸碱标准溶液的比较 将约 25mL 碱液放入洁净的 250mL 锥形瓶内,加甲基红指示剂 1~2 滴,瓶底衬以白纸,然后从酸式滴定管将酸液慢慢滴入锥形瓶中,同时不断将锥形瓶摇动使溶液混合。继续滴加直至溶液由黄色变成橙色为止。如有溶液溅起附于瓶壁上,可用少量蒸馏水冲洗下。再将瓶移至装碱的滴定管下,慢慢滴入碱液使呈现黄色。如此反复进行,至一小滴酸液的加入,就能使溶液的颜色很明显地变为橙黄色(黄中略带红)为止。记录读数,重复滴定两次。根据 3 次滴定结果,由式(3-2)计算出 NaOH 的浓度,求平均值,计算相对平均偏差。

【思考题】

1. 在滴定分析中所用的滴定管、移液管为什么需要用操作液润洗几次?锥形瓶和烧杯是否也需要用操作液润洗?为什么?

2. 溶解样品或稀释样品溶液时,所加水的体积为何不需要很准确?

3. 接近终点时为什么要蒸馏水冲洗锥形瓶内壁？加入少量的蒸馏水对实验结果有无影响？

（张永红）

实验四　Na_2CO_3 含量的测定

【实验目的】

1. 掌握中和法的应用。
2. 熟悉正确使用容量瓶和移液管。

【实验原理】

市售的碳酸钠中，除 Na_2CO_3 外还夹杂有其他的碱性物质如 $Na_2S,NaOH$ 等。因此在用盐酸标准溶液滴定时，这些碱性物质同时被中和，这样测定的结果常称为总碱度。计算时，其结果用 Na_2CO_3 的百分率来表示，严格地说并非完全真正的 Na_2CO_3 的百分率。但如样品本为纯品，则其 Na_2CO_3 的百分含量应相当高，而杂质含量相应减少。即用 Na_2CO_3 的百分率来表示真正纯度还是可以的。

用 HCl 标准溶液滴定 Na_2CO_3 样品，达等量点时，消耗 HCl 的物质的量与样品中 $(1/2\ Na_2CO_3)$ 的物质的量相等。设样品中 Na_2CO_3 质量分数为 ω，则

$$2HCl + Na_2CO_3 = 2NaCl + CO_2 + H_2O$$

$$n(HCl) = n(1/2Na_2CO_3)$$

$$c(HCl) \cdot V(HCl) = \frac{m \cdot \omega}{Mr(\frac{1}{2}Na_2CO_3)} \times 1000$$

$Mr(1/2Na_2CO_3) = 53.00$，测定时 Na_2CO_3 溶液只取 $(25.00/250.0)$，所以

$$\omega = \frac{c(HCl) \cdot V(HCl) \times \frac{53.00}{1000}}{m \times \frac{25.00}{250.0}}$$

【实验仪器与试剂】

250mL 容量瓶，250mL 锥形瓶，25mL 移液管，100mL 烧杯，滴定台，电子（分析）天平，酸式滴定管，洗耳球，洗瓶，玻璃棒，称量瓶，滴管等。

Na_2CO_3，$0.1mol \cdot L^{-1}HCl$ 标准溶液，甲基橙指示剂等。

【实验步骤】

精确称取 $1.5 \sim 1.7g\ Na_2CO_3$ 样品，置于洁净的烧杯中，加入约 30mL 蒸馏水，用玻璃棒轻轻搅拌，溶解后，将溶液转移到洁净的容量瓶中，加蒸馏水稀释至刻度，充分摇匀，备用。

用移液管吸取 25.00mL 上述溶液三份，分别置于洁净的 250mL 锥形瓶中，各加 1 滴甲

基橙指示剂,用 HCl 标准溶液滴定至临近终点时,煮沸 2min,以赶走大部分 CO_2(否则终点提前),冷却后继续滴定至橙色,即为终点,记录读数。

根据锥形瓶中样品质量及滴定所用 HCl 标准溶液的体积,计算 Na_2CO_3 的质量分数。

【思考题】

1. 市售的碳酸钠中,含有哪些碱性物质,用甲基橙为指示剂时,为何是测定总碱度呢?能否用酚酞作指示剂? 为什么?

2. 滴定管、移液管和容量瓶是滴定分析中量取溶液体积的三种准确量器,记录时应记为几位有效数字?

(张永红)

实验五 阿司匹林片中乙酰水杨酸含量的测定

【实验目的】

1. 熟悉返滴定法。

2. 了解阿司匹林纯度的测定方法。

【实验原理】

当化学反应速度较慢或反应体系中存在不利于直接测定分析的成分时,可采用间接分析方法。在本实验中,阿司匹林(aspirin)是一种弱酸,同时在空气中会慢慢地水解,为了克服这个问题,这时可采用返滴定的方法进行分析,即加入已知浓度过量的碱 n(碱)于阿司匹林样品中,然后用已知浓度的 HCl 确定未反应的碱量,根据最初加入碱的量 n(碱)和消耗 HCl 的量 n(酸),即可知道阿司匹林实际消耗碱的量,从而计算出样品中阿司匹林的含量。

$$n(样品) = n(碱) - n_{过量}(碱)$$
$$n_{过量}(碱) = n(酸) = V(酸) \times C(酸)$$

根据反应式,可以算出样品中阿司匹林物质的量:

$$n(阿司匹林) = \frac{1}{2}[n(碱) - n(酸)]$$

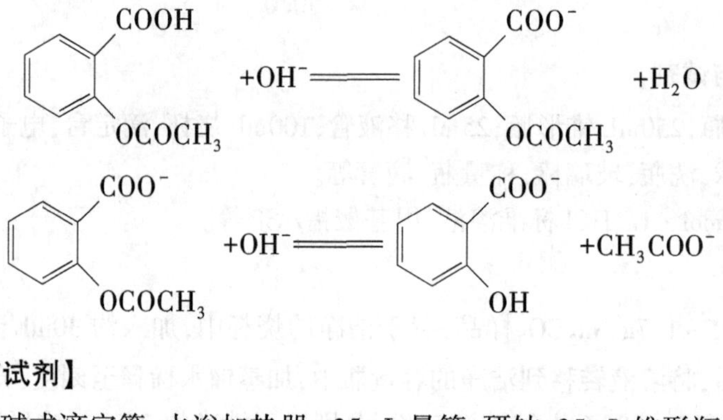

【实验仪器与试剂】

酸式滴定管,碱式滴定管,水浴加热器,25mL 量筒,研钵,25mL 锥形瓶,称量瓶等。

阿司匹林药片,0.1000mol·L^{-1} HCl 溶液,0.1000mol·L^{-1} NaOH 溶液,酚酞指示剂,中性乙醇,沸石等。

【实验步骤】

1. 样品的准备

(1) 用研钵将阿司匹林片研成粉末。

(2) 准确称取阿司匹林粉末 0.3g 三份,分别置于 3 个 25mL 锥形瓶中,分别加入 20mL 中性乙醇和 3 滴酚酞指示剂,使样品溶解(阿司匹林在水中微溶,而易溶于乙醇,由于阿司匹林中含有一些不溶的赋形剂,因此样品为浑浊溶液)。

2. 阿司匹林与碱的反应　通过碱式滴定管分别准确加入 40.00mL 0.1000mol·L^{-1} NaOH 溶液于 3 个含样品溶液的锥形瓶中,准确记录每个锥形瓶中加入的 NaOH 的体积。

3. 加热使水解反应完全　锥形瓶中各加入 2~3 粒沸石,水浴加热样品以加快阿司匹林的水解反应,为防止阿司匹林分解,加热时避免溶液沸腾。水浴加热时不时轻轻旋转锥形瓶。15min 后,停止加热,将溶液冷却到室温。

4. HCl 返滴定　用 0.1000mol·L^{-1} HCl 溶液滴定锥形瓶中过量的 NaOH,至溶液粉红维持 30s 不褪,准确记录消耗 HCl 溶液的体积。

【数据与结果】

阿司匹林含量测定结果见表 3-1。

表 3-1　阿司匹林含量测定

日期:		室温:　　℃		相对湿度:	
$c(\text{NaOH})=$		$c(\text{HCl})=$		$Mr(\text{aspirin})=180.16$	
实验序号		1		2	3
指示剂					
滴定终点溶液的颜色					
$m(\text{aspirin 样品})(\text{g})$					
$V_{总}(\text{NaOH})(\text{mL})$					
$V_{末}(\text{HCl})(\text{mL})$					
$V_{初}(\text{HCl})(\text{mL})$					
$V_{总}(\text{HCl})(\text{mL})$					
$n(\text{HCl})(\text{mol})$					
$n_{过量}(\text{NaOH})(\text{mol})$					
$n_{实际}(\text{NaOH})(\text{mol})$					
$n(\text{aspirin})(\text{mol})$					
$m(\text{aspirin})(\text{g})$					
$\omega(\text{aspirin})$					
$\overline{\omega}(\text{aspirin})$					
相对平均偏差$\overline{dr}\%$					

【思考题】

1. 实验中加入过量的 NaOH 时为何用滴定管而不用量筒?

2. 实验中用于溶解阿司匹林的乙醇是一种弱酸,可以与 NaOH 反应而消耗一定量的 NaOH,请设计一个空白实验测定乙醇消耗 NaOH 的量,你如何将空白的结果用于消除实验误差?

3. 阿司匹林片中的赋形剂及阿司匹林在空气中水解产生的乙酸均将消耗 NaOH 而使实验结果偏高,通过什么样的实验手段可以消除这种误差?

(陆 巍)

实验六　双氧水中 H_2O_2 含量的测定

【实验目的】

1. 掌握高锰酸钾法测定过氧化氢的原理和方法。
2. 熟悉高锰酸钾标准溶液的配制和标定方法。

【实验原理】

1. 过氧化氢(H_2O_2)的含量可用高锰酸钾($KMnO_4$)法测定。在稀硫酸溶液中,室温条件下,H_2O_2 被 $KMnO_4$ 定量氧化,其反应式为

$$5H_2O_2 + 2MnO_4^- + 6H^+ = 2Mn^{2+} + 5O_2\uparrow + 8H_2O$$

根据 $KMnO_4$ 溶液的浓度和滴定所消耗的体积,可以计算出 H_2O_2 的含量。

H_2O_2 的水溶液俗称双氧水,市售的通常是它的 30% 水溶液,极不稳定,滴定前先用水稀释到一定浓度,以减少取样误差。

2. $KMnO_4$ 是最常用的氧化剂之一。市售的 $KMnO_4$ 常含有少量杂质,如硫酸盐、硝酸盐及氯化物等,因此不能用直接法来配制 $KMnO_4$ 标准溶液。用 $KMnO_4$ 配制的溶液要在暗处放置 7 天左右,待其将还原性杂质充分氧化后,再除去生成的 MnO_2 沉淀,标定其准确浓度。光线和 Mn^{2+}、MnO_2 等都能促进 $KMnO_4$ 分解,故配好的 $KMnO_4$ 溶液应除尽杂质,储存于棕色瓶中并保存于暗处。

$KMnO_4$ 标准溶液常用还原剂 $Na_2C_2O_4$ 作基准物质进行标定。$Na_2C_2O_4$ 由于不含结晶水,容易精制,故较为常用。反应式如下:

$$2MnO_4^- + 5Na_2C_2O_4 + 16H^+ = 2Mn^{2+} + 10Na^+ + 10CO_2\uparrow + 8H_2O$$

反应要顺利进行,需满足以下条件:

(1) 酸度:酸度过低,部分 $KMnO_4$ 被还原为 MnO_2,酸度过高,$H_2C_2O_4$ 易分解,一般用 H_2SO_4 调节酸度。

(2) 控制一定的温度范围:75~85℃,不应低于 60℃,否则反应速度太慢。但温度过高,草酸又将分解,从而造成误差。

(3) 滴定速度:滴定开始,反应很慢,$KMnO_4$ 溶液必须逐滴加入,由于反应中有 Mn^{2+} 生成,因而可以使反应速度加快——自催化作用。如滴加过快,部分 $KMnO_4$ 在热溶液中分解:

$$4KMnO_4 + 2H_2SO_4 = 4MnO_2 + 2K_2SO_4 + 2H_2O + 3O_2\uparrow$$

由于 $KMnO_4$ 溶液本身具有特殊的紫红色,滴定时 $KMnO_4$ 溶液稍过量即可被察觉,所以不需另加指示剂。

【实验仪器与试剂】

电子(分析)天平,台秤,玻璃砂芯漏斗,50.00mL 酸式滴定管,250.00mL 容量瓶,25.00mL 移液管,1.00mL 吸量管,250mL 锥形瓶,棕色试剂瓶等。

$KMnO_4$ 固体,$Na_2C_2O_4$ 固体,1mol·L^{-1} H_2SO_4 溶液,市售双氧水等。

【实验步骤】

1. 0.02mol·L^{-1} $KMnO_4$ 溶液的配制　称取稍多于计算量的 $KMnO_4$ 溶于适量的水中,加热煮沸 20~30min(随时加水补充因蒸发而损失的水)。冷却后在暗处放置 7~10 天,然后用玻璃砂芯漏斗过滤除去 MnO_2 等杂质。滤液储存于玻塞棕色瓶中,备用。

2. $KMnO_4$ 溶液浓度的标定　准确称取一定量的 $Na_2C_2O_4$ 基准物于 250mL 锥形瓶中,加水 10mL 使之溶解,再加 30mL 1mol·L^{-1} H_2SO_4 溶液,并加热至有蒸气冒出,立即用待标定的 $KMnO_4$ 溶液滴定①。开始滴定时缓慢滴加,每加 1 滴 $KMnO_4$ 溶液,都摇至 $KMnO_4$ 颜色褪去后,再继续滴定。待溶液中产生了 Mn^{2+} 后,滴定的速度可加快②,但临近终点时滴定应缓慢,同时充分摇匀,直到溶液呈现微红色并保持 30s 不褪色即为终点(>60℃),记录滴定所耗用的 $KMnO_4$ 体积。根据 $Na_2C_2O_4$ 基准物的质量和消耗 $KMnO_4$ 溶液的体积,平行标定 3 次,依据下式计算 $KMnO_4$ 溶液的浓度。

$$c(KMnO_4) = \frac{2 \times m(Na_2C_2O_4)}{5 \times V(KMnO_4) \times M(Na_2C_2O_2)}$$

3. H_2O_2 含量的测定　量取 1.00mL H_2O_2 溶液,置于 250mL 容量瓶中,加水稀释至刻度,充分摇匀。再量取 25.00mL 稀释液于 250mL 容量瓶中,加入 30mL 1mol·L^{-1} 的 H_2SO_4 溶液用 $KMnO_4$ 标准溶液滴定至溶液呈微红色在 30s 内不褪色即为终点。记录滴定时所消耗的 $KMnO_4$ 溶液的体积。

根据 $KMnO_4$ 溶液的浓度和滴定时所消耗的体积,依据下式计算样品中 H_2O_2 的质量浓度。

$$\rho_{H_2O_2} = \frac{5 \times c(KMnO_4) \times V(KMnO_4)}{2 \times V(H_2O_2)}$$

【思考题】

1. 为什么不能直接配制准确浓度的 $KMnO_4$ 溶液?

2. 在标定 $KMnO_4$ 溶液时,H_2SO_4 加入量的多少对标定有何影响?能否用 HCl 或是 HNO_3 来代替 H_2SO_4?

3. 在标定 $KMnO_4$ 溶液浓度时,为什么要控制温度在 75~85℃才能滴定?温度过低或过

---

① $KMnO_4$ 溶液应装在酸式滴定管中,由于 $KMnO_4$ 溶液颜色很深,不易观察溶液的凹液面的最低点。因此,常从液面最高边缘处读数。

② 适宜的反应温度为 75~85℃,不能用温度计去测溶液温度,否则产生误差。而是根据经验:加热至瓶口开始冒气,手触瓶壁感觉烫手,瓶颈可以用手握住时即可。

高对滴定各有什么影响？

4. 标定 KMnO₄溶液时，若滴定速度过快，对结果有何影响？有何现象出现？

（赵　华）

实验七　水硬度的测定

【实验目的】

1. 掌握水硬度测定的原理和测定方法。

2. 熟悉 EDTA 标准溶液的配制和标定方法。

3. 了解水硬度的概念及其表示方法。

【实验原理】

1. EDTA 标准溶液的配制和标定　EDTA 标准溶液常用乙二胺四乙酸的二钠盐（即 EDTA-2Na·2H₂O，以下简写为 H_2Y^{2-}，$Mr=392.28$）配制，用锌标准溶液标定。

标定：在 pH≈10 的条件下，以铬黑 T 为指示剂，用所配制的 EDTA 标准溶液滴定锌标准溶液，整个过程的反应为

滴定前：
$$Zn^{2+}+HIn^{2-}\rightleftharpoons ZnIn^-+H^+$$
蓝色　　　红色

滴定开始至计量点前：
$$Zn^{2+}+H_2Y^{2-}\rightleftharpoons ZnY^{2-}+2H^+$$

计量点时：
$$ZnIn^-+H_2Y^{2-}\rightleftharpoons ZnY^{2-}+HIn^{2-}+H^+$$
红色　　　　　　　　　　蓝色

在滴定前，向 Zn^{2+} 标准溶液中加入的铬黑 T 指示剂 HIn^{2-} 可以结合少量的锌，变为 $ZnIn^-$，溶液颜色由蓝色变为红色。滴定时，H_2Y^{2-} 先和溶液中游离的 Zn^{2+} 结合，当游离 Zn^{2+} 全部发生结合后，继续滴加的 H_2Y^{2-} 将会从 $ZnIn^-$ 中"夺取"被结合的 Zn^{2+}，使 $ZnIn^-$ 又变为 HIn^{2-}，这时溶液由红色变为蓝色，可以确定终点。根据消耗的 EDTA 标准溶液的体积可以计算出 EDTA 标准溶液的准确浓度。

2. 水的硬度测定　常水（自来水、河水、井水等）中含有较多的钙盐、镁盐，所以常水都是硬水。水的硬度是指水中 Ca^{2+}、Mg^{2+} 的含量。在表示水的硬度时，通常将每升水中所含 Ca^{2+}、Mg^{2+} 的量换算成 $CaCO_3$ 的毫克数来表示，即 1L 水中含有相当于 1mg $CaCO_3$ 的 Ca^{2+}、Mg^{2+} 时，其硬度为 1ppm。也可将测得的 Ca^{2+}、Mg^{2+} 总量折算成 CaO 的重量，以每升水中含有 10mg CaO 为 1 度，以表示硬度。

在测定水的硬度时，先用 $NH_3·H_2O$-NH_4Cl 缓冲溶液调节所测定的水的 pH 为 10，然后以铬黑 T 为指示剂，用 EDTA 标准溶液进行滴定。

在滴定过程中，相关的反应为

滴定前：
$$Mg^{2+}+HIn^{2-}\rightleftharpoons MgIn^-+H^+$$
蓝色　　　红色

滴定开始至计量点前：
$$Ca^{2+}+H_2Y^{2-}\rightleftharpoons CaY^{2-}+2H^+$$
$$Mg^{2+}+H_2Y^{2-}\rightleftharpoons MgY^{2-}+2H^+$$

计量点时：

$$MgIn^- + H_2Y^{2-} \rightleftharpoons MgY^{2-} + HIn^{2-} + H^+$$

红色　　　　　　　　　蓝色

同标定一样,在滴定终点,水样的颜色由红色变为蓝色。根据滴定所消耗的EDTA标准溶液的体积就可以计算水样中 Ca^{2+}、Mg^{2+}的含量,从而求出水的总硬度。

【实验仪器与试剂】

电子(分析)天平,台秤,50mL 酸式滴定管,25mL 移液管、50mL 移液管,250mL 锥形瓶,10mL 量筒、25mL 量筒,100mL 烧杯,称量瓶,100mL 容量瓶等。

EDTA-2Na·2H$_2$O,氧化锌(基准物),稀 HCl 溶液等。

NH$_3$·H$_2$O-NH$_4$Cl 缓冲液:称取氯化铵 2g,加浓氨水 7.2mL,再加水稀释至 100mL,摇匀。

铬黑 T 指示剂:称取 0.5g 铬黑 T,加 10mL 三乙醇胺溶解,再加水稀释至 100mL,摇匀。

【实验步骤】

1. 0.01mol·L^{-1}EDTA 标准溶液的配制和标定

(1) 称取 2g EDTA-2Na·2H$_2$O,加 500mL 蒸馏水溶解,摇匀,储存在硬质玻璃瓶中。(如有条件,用聚乙烯瓶储存更好。)

(2) 精确称取 0.10g 800℃恒重的基准物 ZnO,置于 100mL 烧杯中,加 3mL 稀 HCl,使 ZnO 溶解并移入 100mL 容量瓶中,用蒸馏水稀释至刻度,摇匀。

(3) 量取 25.00mL 锌标准溶液置于 250mL 锥形瓶中,加 10mL NH$_3$·H$_2$O-NH$_4$Cl 缓冲液和 2 滴铬黑 T 指示剂,摇匀,用 EDTA 标准溶液滴定,随滴随摇,直至溶液由红色变成蓝色,即为终点。记录滴定消耗 EDTA 标准溶液的体积。再重复滴定两次,从三次滴定结果数值计算 EDTA 标准溶液的精确浓度。

2. 水的硬度测定　量取 25.00mL 水样,置于锥形瓶中,加入 5mL NH$_3$·H$_2$O-NH$_4$Cl 缓冲液和 2 滴铬黑 T 指示剂,用 EDTA 标准溶液滴定至由红色变为蓝色为止,记录滴定消耗 EDTA 标准溶液的体积。再重复滴定两次,从三次滴定结果计算水的硬度。

计算式：

$$硬度 = \frac{c_{EDTA} \cdot V_{EDTA}}{V_{水}} \times 100.09 \times 10^3 (mg \cdot L^{-1})$$

或：

$$硬度 = \frac{c_{EDTA} \cdot V_{EDTA}}{V_{水}} \times 56.08 \times 10^3 \times 10^{-1} (度)$$

【思考题】

1. 为什么滴定时要加 NH$_3$·H$_2$O-NH$_4$Cl 缓冲液?

2. 在配位滴定中,金属离子指示剂应具备什么条件?

3. 什么叫水的硬度?水的硬度单位有哪几种表示方法?

(白丽娟)

实验八　弱酸电离常数和电离度的测定

【实验目的】

1. 掌握溶液的配制和移液管、容量瓶及酸度计的使用方法。

2. 熟悉电离平衡的基本概念。

3. 了解电离平衡常数的测定方法。

【实验原理】

乙酸是一元弱酸,在水溶液中存在下列电离平衡:

$$HAc + H_2O \rightleftharpoons H_3O^+ + Ac^- \tag{3-3}$$

根据化学平衡原理,平衡时有

$$K_a = \frac{[H_3O^+] \cdot [Ac^-]}{[HAc]} \tag{3-4}$$

式中,$[H_3O^+]$、$[Ac^-]$分别为 H_3O^+ 和 Ac^- 的平衡浓度。K_a 称为弱酸的电离常数,对每一弱酸,在给定温度下,它的数值是一定的。

将纯 HAc 配成一定浓度 c_0 的溶液,根据式(3-3),各物质的平衡浓度之间有下列关系:

$$[H_3O^+] = [Ac^-]$$
$$[HAc] = c_0 - [H_3O^+]$$

则

$$K_a = \frac{[H_3O^+]^2}{c_0 - [H_3O^+]} \tag{3-5}$$

而 $pH = -lg[H_3O^+]$。

所以测得此溶液的 pH,即可算出 $[H_3O^+]$,并代入式(3-5)求得 K_a。

因 HAc 是弱酸,电离很少。即有 $[H_3O^+] \ll [HAc]_0$,所以

$$[HAc]_0 - [H_3O^+] \approx [HAc]_0$$

故将式(3-5)简化为式(3-6):

$$K_a = \frac{[H_3O^+]^2}{c_0} \tag{3-6}$$

根据电离度 α 的定义可知:

$$\alpha = \frac{[H_3O^+]}{c_0} \tag{3-7}$$

同样,测得溶液的 pH,算出 $[H_3O^+]$,由式(3-7)可求得乙酸溶液的电离度 α。

【实验仪器与试剂】

酸度计,滴管,25mL 移液管、50mL 移液管,100mL 容量瓶,洗瓶,洗耳球,锥形瓶,0~100℃温度计,50mL 烧杯,碱式滴定管等。

HAc 溶液,NaOH 标准溶液,标准缓冲溶液,酚酞指示剂等。

【实验步骤】

1. HAc 溶液浓度的确定 用 25mL 移液管,取待标定的 $0.1mol \cdot L^{-1}$ HAc 溶液

25.00mL,置于"1"号锥形瓶中。加入 2 滴酚酞溶液,然后用 NaOH 标准溶液滴定至淡红色,振动后不褪色为止。记录消耗 NaOH 标准溶液的体积,算出 HAc 的准确浓度。重复滴定二次,求 HAc 浓度的平均值。

2. 配制不同浓度的 HAc 溶液　取 4 支 100mL 容量瓶,分别标上 2、3、4、5 号。用 50mL 移液管取 50mL HAc 溶液移入"2"号容量瓶中,加蒸馏水至刻度,摇匀。

用另一支 50mL 移液管从"2"号容量瓶中,量取 50mL HAc 溶液到"3"号容量瓶中,加蒸馏水至刻度,摇匀。按同样方式从"3"号容量瓶中取 50mL HAc 至"4"号容量瓶,加蒸馏水至刻度,摇匀,从"4"号容量瓶中取 50mL HAc 至"5"号容量瓶,加蒸馏水至刻度,摇匀,即得到浓度不同的 HAc 溶液。

3. HAc 溶液 pH 测定　将 5 个 50mL 烧杯标上 1、2、3、4、5 号,然后分别加入所对应的 HAc 溶液,用酸度计分别测定 pH。[测定原理和步骤见第 1 章的"六、过滤"中的"(二)酸度计"]

4. 数据记录与处理　记录各溶液的 pH,然后计算溶液中的 H_3O^+ 浓度,再根据式(3-6)和(3-7)分别计算各 HAc 溶液的 K_a 和 α 并计算 K_a 的平均值。

【思考题】

1. 怎样使用移液管和容量瓶来配制准确浓度的溶液?
2. 本实验中,HAc 的 K_a 与 α 的测定原理是什么?
3. HAc 的 K_a 与 α 随溶液浓度的改变发生变化吗?

(陆　巍)

实验九　缓冲溶液的配制和性质

【实验目的】

1. 掌握缓冲溶液的配制方法。
2. 熟悉酸度计的基本操作。
3. 了解缓冲溶液的性质。

【实验原理】

缓冲溶液是一种能够抵制外来少量强酸强碱或适当稀释的影响,而保持其 pH 基本不变的溶液。它常由一对共轭酸碱对组成,其中的共轭酸充当抗碱成分,而共轭碱为抗酸成分。因此当缓冲溶液中加入少量的强酸或强碱时,其 pH 能保持基本不变。缓冲溶液的近似 pH 可用下式计算:

$$pH = pK_a + \lg \frac{[共轭碱]}{[共轭酸]}$$

如果所用共轭酸和共轭碱的浓度相同,则缓冲溶液 pH 计算公式可改写为:

$$pH = pK_a + \lg \frac{V_{共轭碱}}{V_{共轭酸}}$$

只要取不同体积的共轭酸和共轭碱溶液,就可以配成不同 pH 的缓冲溶液。

当用水稀释缓冲溶液时,缓冲比(即缓冲组分共轭酸和共轭碱的比值)不变,由上式,缓冲溶液的 pH 也基本保持不变。所以缓冲溶液也能抵制适当稀释对溶液 pH 的影响。

缓冲容量是衡量缓冲溶液缓冲能力大小的尺度,它的大小与缓冲溶液总浓度、缓冲比有关。

在缓冲比一定时,缓冲溶液总浓度越大,缓冲容量越大。

在总浓度一定时,缓冲比为 1:1 时,缓冲容量最大,缓冲比越偏离 1:1,则缓冲容量越小。

【实验仪器与试剂】

5mL 吸量管,10mL 吸量管,50mL 烧杯,25mL 量筒,磁力搅拌器,玻璃棒,酸度计,复合 pH 电极,洗瓶,试管等。

$0.1\text{mol} \cdot \text{L}^{-1}\text{Na}_2\text{HPO}_4$ 溶液,$0.1\text{mol} \cdot \text{L}^{-1}\text{KH}_2\text{PO}_4$ 溶液,$1\text{mol} \cdot \text{L}^{-1}\text{HCl}$ 溶液,$0.1\text{mol} \cdot \text{L}^{-1}$ HCl 溶液,$1\text{mol} \cdot \text{L}^{-1}\text{NaOH}$ 溶液,$0.1\text{mol} \cdot \text{L}^{-1}\text{NaOH}$ 溶液,pH 试纸等。

【实验步骤】

1. 缓冲溶液的配制(表 3-2)

(1)KH_2PO_4 和 Na_2HPO_4 缓冲溶液的制备:用 10mL 吸量管分别吸取 $0.1\text{mol} \cdot \text{L}^{-1}$ KH_2PO_4 溶液和 $0.1\text{mol} \cdot \text{L}^{-1}\text{Na}_2\text{HPO}_4$ 溶液 20mL 于 50mL 烧杯中,用玻璃棒搅匀,由酸度计测定其 pH 并保留溶液。

(2)用酸($H_2PO_4^-$)溶液加 NaOH 制备 pH 7.00 的缓冲溶液:制备总浓度为 $0.1\text{mol} \cdot \text{L}^{-1}$、pH 7.00 的 $H_2PO_4^-$-HPO_4^{2-} 缓冲溶液时,先用 pH 7.00 的标准缓冲溶液对酸度计定位,然后用量筒量取 40mL $0.1\text{mol} \cdot \text{L}^{-1}\text{KH}_2\text{PO}_4$ 溶液于 50mL 烧杯中,在开动搅拌器搅拌溶液的情况下,向其中滴加 $1\text{mol} \cdot \text{L}^{-1}\text{NaOH}$ 溶液,同时用酸度计测定溶液 pH,直到测得 pH 7.00,即配成 pH 7.00 的缓冲溶液。

(3)用碱(HPO_4^{2-})溶液加 HCl 制备 pH 7.00 的缓冲溶液:制备总浓度为 $0.1\text{mol} \cdot \text{L}^{-1}$ pH 7.00 的 $H_2PO_4^-$-HPO_4^{2-} 缓冲溶液时,先用 pH 7.00 的标准缓冲溶液对酸度计定位,然后用量筒量取 40mL $0.1\text{mol} \cdot \text{L}^{-1}\text{Na}_2\text{HPO}_4$ 溶液于 50mL 烧杯中,在开动搅拌器搅拌溶液的情况下,向其中滴加 $1\text{mol} \cdot \text{L}^{-1}$ HCl 溶液,同时用酸度计测定溶液 pH,直到测得 pH 7.00,即为 pH 7.00 的缓冲溶液。

表 3-2

缓冲溶液	(1)溶液保留	(2)	(3)
共轭酸 $0.1\text{mol} \cdot \text{L}^{-1}\text{KH}_2\text{PO}_4(\text{mL})$	20.00	40.00	—
共轭碱 $0.1\text{mol} \cdot \text{L}^{-1}\text{Na}_2\text{HPO}_4(\text{mL})$	20.00	—	40.00
$1\text{mol} \cdot \text{L}^{-1}\text{HCl}(\text{mL})$	—	—	—
$1\text{mol} \cdot \text{L}^{-1}\text{NaOH}(\text{mL})$			—
pH(酸度计)		7.00	7.00

2. **缓冲溶液的性质** 取 7 支试管,分别标上 1 号、2 号、3 号、4 号、5 号、6 号和 7 号,向前 3 支试管中各加入 3mL 蒸馏水,后 4 支试管中各加入(1)所配缓冲溶液 3mL。然后进行如表 3-3 所示操作:

表 3-3

编号	1 对照管	2	3	4 对照管	5	6	7
缓冲溶液(1)(mL)	—	—	—	3	3	3	3
蒸馏水(mL)	3	3	3	—	—	—	3
0.1mol·L⁻¹NaOH(滴)	—	—	5	—	5	—	—
0.1mol·L⁻¹HCl(滴)	—	5	—	—	—	5	—
pH(pH 试纸)							

根据实验现象及结果分析以下问题：

（1）在 2 号管和 3 号管中分别加酸和加碱后，其 pH 与 1 号管有何不同？由此可得出什么结论？

（2）请问 5 号管、6 号管、7 号管和 4 号管的 pH 有何不同？由此可说明什么问题？

（3）3 号管与 5 号管均加碱，2 号管与 6 号管都是加酸，为什么其变化不同？7 号管加水稀释后为什么 pH 无明显变化？

3. 缓冲容量　取 3 个洁净的 50mL 小烧杯，分别编号为 1、2、3，然后如表 3-4 所示加入试剂，并进行相应实验：

表 3-4

项目	1	2	3
配制	20mL 缓冲溶液(1)（缓冲比=1）	36mLNa₂HPO₄加 4mLKH₂PO₄（缓冲比=9/1）	4mLNa₂HPO₄加 36mLKH₂PO₄（缓冲比=1/9）
pH₁(酸度计)			
0.1mol·L⁻¹NaOH 溶液(mL)	1.00	2.00	2.00
pH₂(酸度计)			
ΔpH			

据上述实验结果，分析：在总浓度不变的情况下，改变缓冲比对缓冲溶液缓冲作用有何影响，由此又可得出什么结论？

【思考题】

1. 为什么缓冲溶液具有缓冲能力？
2. 缓冲溶液的 pH 由哪些因素决定？
3. 缓冲溶液缓冲容量取决于哪些因素？

（梁国娟）

实验十　化学反应速率的测定

【实验目的】

1. 掌握测定反应速率的原理。

2. 熟悉计算反应级数和反应速率常数的方法。

3. 了解浓度、温度及催化剂对化学反应速度的影响。

【实验原理】

在水溶液中，过二硫酸铵$[(NH_4)_2S_2O_8]$和碘化钾（KI）发生如下反应：

根据速率方程，该反应的反应速率v可表示为：

$$S_2O_8^{2-} + 3I^- = 2SO_4^{2-} + I_3^- \tag{3-8}$$

$$v = \left| \frac{\Delta c(S_2O_8^{2-})}{\Delta t} \right| = kc(S_2O_8^{2-})^m c(I^-)^n$$

式中，v为Δt时间内的平均反应速率，$c(S_2O_8^{2-})$和$c(I^-)$分别为$S_2O_8^{2-}$和I^-的起始浓度，k为速率常数，m和n则决定反应级数。为了能够测出反应在Δt时间内$S_2O_8^{2-}$离子浓度的改变值，在$(NH_4)_2S_2O_8$和碘化钾加入的同时，加入一定体积已知浓度的$Na_2S_2O_3$溶液和淀粉溶液，这样在反应(3-8)进行的同时，也进行着下列反应：

$$2S_2O_3^{2-} + I_3^- = S_4O_6^{2-} + 3I^- \tag{3-9}$$

反应(3-9)的速率比反应(3-8)快得多，因此由反应(3-8)生成的I_3^-立即与$S_2O_3^{2-}$离子反应，生成无色的$S_4O_6^{2-}$和I^-离子。但是一旦$Na_2S_2O_3$耗尽，反应(3-8)生成的微量I_3^-就立即与淀粉作用，使溶液显蓝色。

从反应(3-8)和反应(3-9)可以看出，$S_2O_8^{2-}$离子浓度减少的量为$S_2O_3^{2-}$离子浓度减少量的一半，即

$$\Delta c(S_2O_8^{2-}) = \frac{\Delta c(S_2O_3^{2-})}{2}$$

$$v = \left| \frac{\Delta c(S_2O_3^{2-})}{2\Delta t} \right|$$

记录从反应开始到溶液出现蓝色所需的时间Δt。由于在Δt内$S_2O_3^{2-}$离子全部耗尽，所以$\Delta c(S_2O_8^{2-})$实际上为$Na_2S_2O_3$起始浓度。因此可根据Δt和$\Delta c(S_2O_3^{2-})$计算反应速率。

若固定$S_2O_8^{2-}$离子的浓度，改变I^-离子浓度，根据

$$v = \left| \frac{\Delta c(S_2O_3^{2-})}{2\Delta t} \right| = kc(S_2O_8^{2-})^m \cdot c(I^-)^n$$

比较I^-离子在不同浓度下的反应时间Δt，即可求得n。

同时，固定I^-离子的浓度，改变$S_2O_8^{2-}$离子的浓度，比较$S_2O_8^{2-}$在不同浓度下的反应时间Δt，则可求得m。

【实验仪器与试剂】

大试管，电炉，10mL量筒，100mL量筒，温度计，秒表，100mL烧杯等。

$0.02mol \cdot L^{-1}Cu(NO_3)_2$溶液，$0.20mol \cdot L^{-1}KNO_3$溶液，$0.20mol \cdot L^{-1}(NH_4)_2S_2O_8$溶液，$0.01mol \cdot L^{-1}Na_2S_2O_3$溶液，$0.20mol \cdot L^{-1}KI$溶液，0.2%淀粉溶液，$0.20mol \cdot L^{-1}(NH_4)_2SO_4$溶液等。

【实验步骤】

1. 浓度对化学反应速率的影响　室温下,用 3 个量筒(贴上标签)分别量取 20mL 0.20mol·L^{-1}KI 溶液、8.0mL 0.01mol·L^{-1}Na$_2$S$_2$O$_3$ 溶液和 4.0mL 0.2% 淀粉溶液,均倒入 150mL 干燥洁净的烧杯中,混匀。再用另一量筒(贴上标签)量取 20mL 0.20mol·L^{-1} (NH$_4$)$_2$S$_2$O$_8$溶液,迅速倒入烧杯中,同时按动秒表,并不断搅拌,仔细观察。当溶液刚出现蓝色时,立即按停秒表,记录反应时间和室温。

用同样的方法按照表 3-5 的用量进行另外 4 次实验。为了使每次实验中溶液的离子强度和总体积保持不变,可分别用 0.20mol·L^{-1}KNO$_3$ 溶液和 0.20mol·L^{-1}(NH$_4$)$_2$SO$_4$ 溶液补足。

表 3-5　浓度对化学反应速率的影响

	反应温度(K)					
	实验序号	1	2	3	4	5
试剂用量 (mL)	0.20mol·L^{-1}KI 溶液	20	20	20	10	5
	0.01mol·L^{-1}Na$_2$S$_2$O$_3$ 溶液	8.0	8.0	8.0	8.0	8.0
	0.2% 淀粉溶液	4.0	4.0	4.0	4.0	4.0
	0.20mol·L^{-1}KNO$_3$ 溶液	—	—	—	10	15
	0.20mol·L^{-1}(NH$_4$)$_2$SO$_4$ 溶液	—	10	15	—	—
	0.20mol·L^{-1}(NH$_4$)$_2$S$_2$O$_8$ 溶液	20	10	5	20	20
起始浓度 (mol·L^{-1})	KI 溶液					
	Na$_2$S$_2$O$_3$溶液					
	(NH$_4$)$_2$S$_2$O$_8$溶液					
反应时间 Δt(s)						
S$_2$O$_8^{2-}$ 的浓度变化 Δ(S$_2$O$_8^{2-}$)(mol·L^{-1})						
反应的平均速率 $v=\left\|\dfrac{\Delta(S_2O_8^{2-})}{\Delta t}\right\|=\left\|\dfrac{\Delta(S_2O_3^{2-})}{2\Delta t}\right\|$						
反应速率常数 $k=\dfrac{v}{(S_2O_8^{2-})^m\cdot(I^-)^n}$						

2. 温度对反应速率的影响　按表 3-5 实验序号 4 中的用量,在一个 150mL 烧杯中加入 KI 溶液、Na$_2$S$_2$O$_3$溶液、淀粉溶液和 KNO$_3$溶液,另一支大试管中加入(NH$_4$)$_2$S$_2$O$_8$溶液,然后将两支大试管同时放在热水浴中加热。当温度高于室温 10℃左右时,将(NH$_4$)$_2$S$_2$O$_8$溶液迅速倒入 KI 等混合液中,同时计时并不断搅动,当溶液刚出现蓝色时,记录反应时间。

利用热水浴在高于室温 20℃左右、30℃左右条件下,将上述实验重复 2 次,记录反应时间。算出 4 个温度下的反应速率 v 及反应速率常数 k,将表 3-5 中第 4 组实验及以上 3 组实验的数据及计算结果填入表 3-6 中。

表 3-6　温度对化学反应速率的影响

实验序号	4	6	7	8
反应温度(K)				
反应时间(s)				
反应速率 v				
反应速率常数 k				

3. 催化剂对反应速率的影响 按表 3-5 实验序号 4 的用量,将 KI 溶液、$Na_2S_2O_3$ 溶液、KNO_3 溶液和淀粉溶液加到 150mL 烧杯中,再加入 2 滴 $0.02mol \cdot L^{-1}Cu(NO_3)_2$ 溶液,搅匀,然后迅速加入 $(NH_4)_2S_2O_8$ 溶液,同时按下秒表,不断搅动,待溶液刚一出现蓝色即停下秒表,计时。将此实验的反应速率与实验序号 4 的反应速率进行比较,得出结论,填入表 3-7。

表 3-7 催化剂对化学反应速率的影响

实验序号	4	9
反应时间 $\Delta t(s)$		
反应速率 v		

【数据处理】

计算反应级数和速率常数

将表 3-5 中序号 1 和 2(或 1 和 3,或 2 和 3)的结果代入下式:

$$v = \left| \frac{\Delta c(S_2O_3^{2-})}{2\Delta t} \right| = kc^m(S_2O_8^{2-}) \cdot c^n(I^-)$$

可得

$$\frac{v_1}{v_2} = \frac{\Delta t_2}{\Delta t_1} = \frac{kc^{m_1}(S_2O_8^{2-}) \cdot c^{n_1}(I^-)}{kc^{m_2}(S_2O_8^{2-}) \cdot c^{n_2}(I^-)}$$

因为

$$c(I^-)_1 = c(I^-)_2$$

所以

$$\frac{v_1}{v_2} = \frac{\Delta t_2}{\Delta t_1} = \frac{c^{m_1}(S_2O_8^{2-})}{c^{m_2}(S_2O_8^{2-})} = \left[\frac{(S_2O_8^{2-})_1}{(S_2O_8^{2-})_2} \right]^m$$

Δt_1、Δt_2、$(S_2O_8^{2-})_1$ 和 $(S_2O_8^{2-})_2$ 均为已知数,因此可求得 m(取最接近的整数)。

同理,将表 3-5 中序号 1 和序号 4(或 1 和 5,或 4 和 5)的结果代入,可得

$$\frac{v_1}{v_4} = \frac{\Delta t_4}{\Delta t_1} = \left[\frac{(I^-)_1}{(I^-)_4} \right]^n$$

n 取最接近的整数,反应级数为 $(m+n)$。

将求得的 m 和 n 值代入 $v = kc^m(S_2O_8^{2-}) \cdot c^n(I^-)$,可求得反应速率常数 k,把计算结果填入表 3-5 中。

(赵全芹)

实验十一 配位化合物的制备和性质

【实验目的】

1. 掌握配位化合物的生成和性质。

2. 熟悉配位化合物、简单化合物和复盐的区别。

3. 了解配离子的稳定性和配位平衡。

【实验原理】

配位化合物是由阳离子(或中性原子)与一定数目的中性分子和(或)阴离子以配位键结合形成的化合物,如$[Cu(NH_3)_4]SO_4$、$K_3[Fe(CN)_6]$等。大多数配合物在水溶液中完全电离产生配离子,配离子是配合物的核心部分,它在水溶液中存在离解平衡,如$Ag^+ + 2NH_3 = [Ag(NH_3)_2]^+$,平衡常数称为该配离子的稳定常数($K_稳$),如上述平衡中的$K_稳$可表示为

$$K_稳 = \frac{[Ag(NH_3)_2^+]}{[Ag^+]\cdot[NH_3]^2} = 1.1 \times 10^7$$

配离子的$K_稳$越大,则该配离子越稳定。对于配体数相同、空间结构类似的配离子,可由其相应的$K_稳$值比较它们的相对稳定性。配位平衡的移动,符合化学平衡移动的基本原理——勒夏特列(Le Chatelier)原理。

【实验仪器与试剂】

100mL 烧杯,试管,5cm 表面皿,8cm 表面皿等。

$0.1mol\cdot L^{-1}AgNO_3$溶液,$0.1mol\cdot L^{-1}HgCl_2$溶液(剧毒),$1:1NH_3\cdot H_2O$溶液,$0.1mol\cdot L^{-1}NaCl$溶液,$0.2mol\cdot L^{-1}NiSO_4$溶液,$0.1mol\cdot L^{-1}NH_4Fe(SO_4)_2$溶液,$0.1mol\cdot L^{-1}NaOH$溶液,$0.1mol\cdot L^{-1}FeSO_4$溶液,$0.1mol\cdot L^{-1}K_4[Fe(CN)_6]$溶液,$0.1mol\cdot L^{-1}KSCN$溶液,$6mol\cdot L^{-1}NaOH$溶液,$0.1mol\cdot L^{-1}K_3[Fe(CN)_6]$溶液,$0.1mol\cdot L^{-1}KI$溶液,$2mol\cdot L^{-1}NaOH$溶液,$2mol\cdot L^{-1}NH_3\cdot H_2O$,$0.1mol\cdot L^{-1}FeCl_3$溶液,$2mol\cdot L^{-1}HNO_3$溶液,$0.01mol\cdot L^{-1}EDTA-2Na$溶液,$0.01mol\cdot L^{-1}$邻菲咯啉溶液,红色石蕊试纸等。

【实验步骤】

1. 配离子的制备

(1)于试管中加 1 滴 $0.1mol\cdot L^{-1}HgCl_2$溶液,边摇边逐滴加 $0.1mol\cdot L^{-1}KI$溶液至橘红色沉淀消失,观察并记录现象。方程式为:$Hg^{2+} + 2I^- = HgI_2\downarrow$,$HgI_2 + 2I^- = [HgI_4]^{2-}$。

(2)于两支试管中各加 10 滴 $0.2mol\cdot L^{-1}NiSO_4$溶液,向其中一支试管中加 2 滴 $0.1mol\cdot L^{-1}NaOH$,观察现象,写出方程式;在另一支试管中缓慢逐滴加入 $1:1$ 氨水溶液,边摇边滴加,观察现象,注意沉淀的生成与溶解。方程式为:$Ni^{2+} + 2NH_3\cdot H_2O = Ni(OH)_2\downarrow$(浅绿)$+ 2NH_4^+$,$Ni(OH)_2 + 4NH_3\cdot H_2O = [Ni(NH_3)_4]^{2+}$(蓝紫)$+ 2OH^- + 4H_2O$。

2. 铁的一些重要配合物　备四组(每组两支)试管,在每组试管中各加入数滴 $0.1mol\cdot L^{-1}FeSO_4$溶液和 $0.1mol\cdot L^{-1}FeCl_3$溶液,按表 3-8 分别加入适量试液,对比观察并记录现象,作简要解释。

表 3-8

	FeSO₄	FeCl₃
$K_3[Fe(CN)_6]$		
$K_4[Fe(CN)_6]$		
KSCN		
邻菲咯啉		

3. 配合物与简单化合物和复盐的区别

(1) 取 3 支试管,分别各加 5 滴 $0.1mol \cdot L^{-1} K_3[Fe(CN)_6]$ 溶液、$0.1mol \cdot L^{-1}$ $NH_4Fe(SO_4)_2$ 溶液和 $0.1mol \cdot L^{-1} FeCl_3$ 溶液,再向每支试管加 2 滴 $0.1mol \cdot L^{-1} KSCN$ 溶液。观察溶液颜色变化,写出方程式并简要解释。

(2) 于试管中加 10 滴 $0.1mol \cdot L^{-1} NH_4Fe(SO_4)_2$ 溶液,再加 2 滴 $0.1mol \cdot L^{-1} BaCl_2$ 溶液,观察现象,写出反应方程式。另取 5 滴 $NH_4Fe(SO_4)_2$ 溶液置于直径为 8cm 的表面皿内,再加 10 滴 $6mol \cdot L^{-1} NaOH$ 溶液,迅速用一个内表面贴有润湿红色石蕊试纸、直径为 5cm 的表面皿盖上,置于水浴上加热(此法称为"气室法",主要用于检验溶液中的 NH_4^+)。观察现象并解释出现这种现象的原因。

综合(1)、(2),简单归纳出配合物与复盐以及配离子与简单离子的区别。

4. 配位平衡的移动

(1) 取一支试管加入 15 滴 $0.1mol \cdot L^{-1} AgNO_3$ 溶液,滴加 $2mol \cdot L^{-1} NH_3 \cdot H_2O$ 至生成的沉淀溶解,再多加 10 滴氨水,得 $[Ag(NH_3)_2]^+$ 溶液。将其分盛在两支试管中。向其中一支试管加 $0.1mol \cdot L^{-1} NaCl$ 溶液 1~2 滴;向另一支试管加 $0.1mol \cdot L^{-1} KI$ 溶液 1~2 滴。观察现象,并予简要解释。

(2) 同上法制取 $[Ag(NH_3)_2]^+$ 溶液,再于此溶液中加入 5 滴 $2mol \cdot L^{-1} HNO_3$ 溶液使溶液呈酸性,加 2 滴 $NaCl$ 溶液,观察有无沉淀生成,并予简要解释。

(3) 在试管中加 $0.1mol \cdot L^{-1} FeCl_3$ 溶液和 $0.1mol \cdot L^{-1} KSCN$ 溶液各 1 滴、蒸馏水 8 滴,得血红色 $[Fe(SCN)_6]^{3-}$ 溶液,向该溶液逐滴加入 $0.01mol \cdot L^{-1} EDTA-2Na$(简写为 H_2Y^{2-})溶液,观察溶液颜色的变化,试用配位平衡的移动加以解释。

方程式:
$$\begin{cases} Fe^{3+} + 6SCN^- \rightleftharpoons [Fe(SCN)_6]^{3-} & K_1 = 10^{3.3} \\ Fe^{3+} + H_2Y^{2-} \rightleftharpoons FeY^- + 2H^+ & K_2 = 10^{25.1} \end{cases}$$

【思考题】

1. 配合物与复盐的主要区别是什么?如何判断某化合物是否是配合物?
2. 配位平衡与一般的化学平衡是否相同?
3. 如何比较配离子的稳定性?

(赵 华)

实验十二　氧化还原与电化学

【实验目的】

1. 掌握电极的本性对氧化还原反应的影响。
2. 熟悉反应物浓度及介质对氧化还原反应的影响。
3. 了解氧化态、还原态浓度的变化对电极电势的影响。

【实验原理】

电极电势(φ)的大小表示电对中氧化态或还原态物质得失电子的能力。对于一给定电

极反应:Ox+ne ——→Red,在 25℃(298K)时,按能斯特(Nernst)方程可表示为

$$\varphi = \varphi^{\ominus} + \frac{298\,R}{nF}\ln\frac{[\,\text{Ox}\,]}{[\,\text{Red}\,]} = \varphi^{\ominus} + \frac{0.05916}{n}\lg\frac{[\,\text{Ox}\,]}{[\,\text{Red}\,]}$$

温度、电极的本性和电极反应中物质的浓度都是影响电极电势的因素。

在一定温度下,电对的 φ 越大,氧化态物质的氧化能力越强;电对的 φ 越小,则其还原态物质的还原能力越强。氧化还原反应自发进行的方向,总是由两电对中电极电势较高的氧化态氧化电极电势较低的还原态。所以,自发进行的氧化还原反应的方向,可由比较电对的电极电势的大小加以判断,即

$$\varphi_{氧化剂} > \varphi_{还原剂}$$

【实验仪器与试剂】

50mL 烧杯,5cm 表面皿,8cm 表面皿,伏特计,锌电极片,铜电极片,导线,试管,盐桥等。

$0.1\text{mol}\cdot\text{L}^{-1}\text{FeCl}_3$ 溶液,$0.1\text{mol}\cdot\text{L}^{-1}\text{KI}$ 溶液,$0.1\text{mol}\cdot\text{L}^{-1}\text{KBr}$ 溶液,$0.1\text{mol}\cdot\text{L}^{-1}\text{FeSO}_4$ 溶液,$0.5\text{mol}\cdot\text{L}^{-1}\text{CuSO}_4$ 溶液,$0.5\text{mol}\cdot\text{L}^{-1}\text{ZnSO}_4$ 溶液,$0.1\text{mol}\cdot\text{L}^{-1}\text{KClO}_3$ 溶液,$0.01\text{mol}\cdot\text{L}^{-1}$ KMnO_4 溶液,$3\text{mol}\cdot\text{L}^{-1}\text{H}_2\text{SO}_4$ 溶液,$0.1\text{mol}\cdot\text{L}^{-1}\text{K}_3[\text{Fe}(\text{CN})_6]$ 溶液,$6\text{mol}\cdot\text{L}^{-1}\text{HAc}$ 溶液,$6\text{mol}\cdot\text{L}^{-1}\text{NaOH}$ 溶液,$2\text{mol}\cdot\text{L}^{-1}\text{HNO}_3$ 溶液,浓 HNO_3 溶液,浓 $\text{NH}_3\cdot\text{H}_2\text{O}$ 溶液,$0.01\text{mol}\cdot\text{L}^{-1}$ 邻菲啰啉溶液,CCl_4,饱和碘水,饱和溴水,红色石蕊试纸等。

【实验步骤】

1. 电极电势与氧化还原反应

(1) 取 10 滴 $0.1\text{mol}\cdot\text{L}^{-1}\text{KI}$ 溶液,加 2 滴 $0.1\text{mol}\cdot\text{L}^{-1}\text{FeCl}_3$ 溶液,混匀,再加 10 滴 CCl_4,充分振荡,观察 CCl_4 层的颜色变化。然后加 2 滴 5mL 蒸馏水和 2 滴 $0.1\text{mol}\cdot\text{L}^{-1}$ $\text{K}_3[\text{Fe}(\text{CN})_6]$ 溶液,观察水层颜色变化[①]。

(2) 用 $0.1\text{mol}\cdot\text{L}^{-1}\text{KBr}$ 溶液代替 KI 溶液,进行上述实验,反应能否发生(是否有明显变化)? 为什么?

(3) 分别用饱和碘水和饱和溴水 3 滴与 $0.1\text{mol}\cdot\text{L}^{-1}\text{FeSO}_4$ 溶液 6 滴作用,振荡,观察溶液是否褪色[②]。

根据以上实验,定性比较三电对的电极电势相对大小,并从教材上查表比较,以此说明电极电势与氧化还原反应的关系。

2. 介质对氧化还原反应的影响

(1) 取 $0.1\text{mol}\cdot\text{L}^{-1}\text{FeSO}_4$ 溶液 10 滴,加 $0.01\text{mol}\cdot\text{L}^{-1}$ 邻菲啰啉溶液 10 滴,振荡,待溶液变为橘红色后,加入 $0.1\text{mol}\cdot\text{L}^{-1}\text{KClO}_3$ 溶液 4~5 滴,观察有无变化? 再边振荡边滴加 $3\text{mol}\cdot\text{L}^{-1}$ H_2SO_4 溶液,有何变化? 在这一氧化还原反应中 H_2SO_4 起何作用?

(2) 向两支各有 10 滴 $0.1\text{mol}\cdot\text{L}^{-1}\text{KBr}$ 溶液的试管中,分别加入 10 滴 $3\text{mol}\cdot\text{L}^{-1}\text{H}_2\text{SO}_4$

---

① $3\text{Fe}^{2+}+2[\text{Fe}(\text{CN})_6]^{3-}=\text{Fe}_3[\text{Fe}(\text{CN})_6]_2\downarrow$　(蓝)

　$\text{Fe}^{3+}+[\text{Fe}(\text{CN})_6]^{3-}=\text{Fe}[\text{Fe}(\text{CN})_6]$　(棕色溶液)

② I_2 溶于 CCl_4 中呈紫红色,Br_2 溶于 CCl_4 中呈棕色,溴水与 FeSO_4 作用,由于量的不同,可能褪色或显浅黄色。

溶液和 10 滴 6mol·L⁻¹HAc 溶液,然后再分别滴入 1~2 滴 0.01mol·L⁻¹KMnO₄溶液,振摇,比较两溶液褪色的快慢。写出反应方程式并作简要解释。

3. 浓度对氧化还原反应的影响

(1) 浓度对电极电势及电池电动势的影响

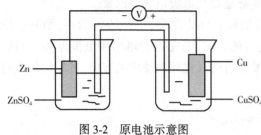

图 3-2　原电池示意图

1) 于 50mL 烧杯中加 20mL 0.5mol·L⁻¹ CuSO₄溶液,并插入一铜片组成一电极,在另一 50mL 烧杯中加 20mL 0.5 mol·L⁻¹ ZnSO₄溶液,并插入一锌片组成另一电极,用盐桥将两烧杯中溶液连接起来,构成一原电池。将伏特计按图 3-2 所示连接并测量该原电池两极间的电势差(原电池的电动势)。

2) 在盛有 CuSO₄的烧杯中边搅拌边滴加浓氨水,直至沉淀完全溶解,与另一未加浓氨水的 ZnSO₄/Zn 电极组成原电池,测量该原电池的电动势。

$$Cu^{2+} + 4NH_3 \longrightarrow \left[Cu(NH_3)_4\right]^{2+}$$

3) 在盛有 ZnSO₄的烧杯中边搅拌边滴加浓氨水,直至沉淀完全溶解,与另一未加浓氨水的 CuSO₄/Cu 电极组成原电池,测量该原电池的电动势。

$$Zn^{2+} + 4NH_3 \longrightarrow \left[Zn(NH_3)_4\right]^{2+}$$

比较以上三次所测电势差(原电池之电动势),归纳出浓度对电极电势的影响。

(2) 浓度对氧化还原产物的影响:向两支装有少量锌粒的试管分别加入 2mL 浓 HNO₃溶液和 2mL 2mol·L⁻¹HNO₃溶液,比较两者所发生的现象,并用气室法(见"实验十一配位化合物的制备和性质")检验稀 HNO₃被 Zn 还原的产物中是否有 NH_4^+ 生成。

$$Zn + 4HNO_3(浓) = Zn(NO_3)_2 + 2NO_2\uparrow + 2H_2O$$
$$4Zn + 10HNO_3(稀) = 4Zn(NO_3)_2 + NH_4NO_3 + 3H_2O$$

【思考题】

1. 影响电极电势的因素有哪些?

2. 氧化还原反应进行的方向由什么因素决定?

(赵　领)

实验十三　分光光度法测定铁的含量

【实验目的】

1. 掌握分光光度法的基本原理和方法。

2. 熟悉分光光度计的使用。

【实验原理】

物质溶液颜色的深浅与其浓度有关,而溶液的颜色深浅与溶液对光的吸收有关,溶液浓度越大,对光的吸收越强,颜色越深。故可通过比较溶液颜色深浅来确定溶液的组成,目前已发展为使用仪器测定有色溶液对光的吸收来确定溶液的组成,即分光光度法。许多无色物质也可以通过与显色剂作用,生成有色物质,利用分光光度法确定其溶液组成。如 Fe^{3+} 的含量测定,将无色的 Fe^{3+} 与 SCN^- 反应,生成血红色的 $[Fe(SCN)_6]^{3-}$ 溶液,再利用分光光度法确定 Fe^{3+} 的含量。其显色反应如下:

$$Fe^{3+} + 6SCN^- \longrightarrow [Fe(SCN)_6]^{3-}(\text{血红色})$$

可见光的波长范围是 $400 \sim 700nm$,当强度为 I_0(入射光强度)的可见单色光通过浓度为 c 和液层厚度为 b 的有色溶液后,其透射光强度为 I_t,如图 3-3 所示。I_t 与 I_0 的关系为

$$T = \frac{I_t}{I_0}$$

T 为透过滤,表示光线透过溶液的程度。

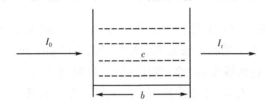

图 3-3　溶液对光的吸收示意图

用 A 表示溶液对光的吸收程度即吸光度,A 与 T 之间的关系如式(3-10)所示:

$$A = -\lg T = \varepsilon bc \qquad (3-10)$$

这就是朗伯-比尔定律(Lambert-Beer's law)。式中比例常数 ε 决定于入射光的波长、浓度 c 的表示方法等。某一有色溶液只对一定波长的光吸收最大,进行光度分析时,一般选用具有最大吸收的波长($\lambda_{\max}$)作为测定波长,通过作吸收曲线的方法可确定最大吸收波长,即用相同一份溶液,在不同的波长下测吸光度。以波长为横坐标,吸光度为纵坐标,绘制吸收曲线。最大吸收峰对应的波长即 $\lambda_{\max}$。

光度分析常用标准曲线法进行定量。首先配制一系列不同浓度的标准溶液,分别测定它们的吸光度,然后以浓度为横坐标,吸光度为纵坐标,绘制标准曲线。再在同样条件下配制未知溶液,测其吸光度,在标准曲线上找出相应的浓度。

分光光度法具有灵敏度高、简便、快速的特点,适用于微量物质的测定。[测定原理和步骤见第 1 章的"六、过滤"中的"(三) 分光光度计"]

【实验仪器与试剂】

紫外可见分光光度计,1mL 吸量管,5mL 吸量管,10mL 吸量管,50mL 烧杯,洗耳球,试管等。

40% KSCN 溶液,Fe^{3+} 未知液,15% $(NH_4)_2S_2O_8$ 溶液(溶剂为 $0.2mol \cdot L^{-1}$ 的 HNO_3 溶液)。

$20\mu g \cdot mL^{-1} Fe^{3+}$ 标准溶液的配制:用 $6mol \cdot L^{-1} HCl$ 和少量蒸馏水溶解 $NH_4Fe(SO_4)_2 \cdot 12H_2O$,再转移至 1000mL 容量瓶中,稀释至刻度,摇匀。

【实验步骤】

1. 标准溶液系列和待测溶液的配制　将 7 支干燥洁净试管分别编号,按表 3-9 加入各种试剂(单位:mL)。摇匀,即配成一系列不同浓度的标准溶液和未知溶液。

表 3-9

试管号	空白	1	2	3	4	5	未知
Fe^{3+} 标准溶液 (20μg·mL⁻¹)(mL)	0.0	0.50	1.00	1.50	2.00	2.50	2.00 (未知)
5%$(NH_4)_2S_2O_8$ 的 0.2mol·L⁻¹ HNO_3 溶液(mL)	0.50	0.50	0.50	0.50	0.50	0.50	0.50
KSCN(40%)(mL)	1.00	1.00	1.00	1.00	1.00	1.00	1.00
蒸馏水(mL)	8.50	8.00	7.50	7.00	6.50	6.00	6.50
最后总体积(mL)	10.00	10.00	10.00	10.00	10.00	10.00	10.00

2. 吸收曲线的绘制　取 3 号溶液,分别在 420nm、440nm、460nm、470nm、480nm、490nm、500nm 和 520nm 波长处测定硫氰酸铁配离子溶液的吸光度 A(用空白溶液作参比)。以 λ 为横坐标,吸光度(A)为纵坐标,绘制吸收曲线,确定 λ_{max}。

3. 标准曲线的绘制　在选定的波长下,用空白溶液作参比,分别测量不同浓度溶液(1~5 号)的吸光度。再以溶液中的 Fe^{3+} 含量为横坐标,对应的吸光度为纵坐标绘制标准曲线。

4. Fe^{3+} 含量测定　在相同条件下,测出未知液的吸光度。从标准曲线上查出 Fe^{3+} 含量,再计算出原未知溶液中的 Fe^{3+} 含量。

【思考题】

1. 本实验中的空白溶液怎么配制?如果有干扰离子怎么消除?

2. 5%$(NH_4)_2S_2O_8$ 的 0.2 mol·L⁻¹ HNO_3 溶液的作用是什么?

(陈志琼)

实验十四　紫外分光光度法测定苯酚的含量

【实验目的】

1. 掌握紫外分光光度法的基本原理和方法。

2. 了解紫外分光光度计的基本操作。

【实验原理】

很多物质的溶液虽然无色,但在紫外区有特征吸收,根据朗伯-比尔定律,对在紫外区有特征吸收的物质进行分光光度测定的方法叫做紫外分光光度法。

一般能作紫外分光光度法测定的仪器也可作可见分光光度法测定,所以这种仪器常称紫外可见分光光度计。

【实验仪器与试剂】

紫外可见分光光度计,50mL 容量瓶,5mL 吸量管,50mL 烧杯等。

$0.50g \cdot L^{-1}$ 苯酚标准溶液,苯酚试样溶液,蒸馏水等。

【实验步骤】

1. 苯酚标准溶液及其系列的配制

(1) $0.50g \cdot L^{-1}$ 苯酚标准溶液的配制:称取苯酚置于容量瓶中,用蒸馏水溶解,稀释至刻度,摇匀即可。

(2) 苯酚标准系列溶液的配制:取 5 个 50 mL 容量瓶,分别用移液管加入 1mL、2mL、3mL、4mL 和 5mL $0.50g \cdot L^{-1}$ 苯酚标准溶液,用蒸馏水稀释至刻度,摇匀。

2. 苯酚水溶液吸收光谱的绘制 用 $30mg \cdot L^{-1}$ 苯酚标准溶液,在 220~300nm 波长范围内,以 5nm 为间隔,分别测其吸光度(用蒸馏水作参比),以波长为横坐标,吸光度为纵坐标绘制吸收曲线,找出 λ_{max}。

3. 标准曲线的绘制及未知溶液的测定 在选定的 λ_{max} 下,用水作参比,分别测定标准溶液系列的吸光度,绘制标准曲线。在相同条件下测出未知液的吸光度,根据标准曲线,计算出原未知液的含量。

【思考题】

紫外分光光度法与可见分光光度法有何异同?

(尤　静)

实验十五　胶 体 溶 液

【实验目的】

1. 掌握溶胶的丁铎尔(Tyndall)现象、电泳现象、溶胶的聚沉等性质。

2. 了解胶体溶液的形成。

【实验原理】

溶胶是一种高分散的多相体系,分散相粒子的直径在 1~100nm。溶胶的分散相粒子是由许多分子聚集而成的,分散相与分散介质之间存在界面,所以要制备比较稳定的胶体溶液,获得适当大小的颗粒,必要时需加入稳定剂。制备溶胶的方法一般有两种:

(1) 凝聚法:在一定条件下使分子或离子聚集成较大的胶粒。

(2) 分散法:将大颗粒的分散相分散为胶粒。

凝聚法的例子很多,凡是在适当浓度、酸度等条件下,使分子或离子转变为不溶物的过程中,分子或离子都有可能凝聚为胶粒。例如,加热稀的 $FeCl_3$ 溶液使之水解生成氢氧化铁溶胶;将 H_2S 通入稀的酒石酸锑钾溶液,生成 Sb_2S_3 溶胶等。在生成难溶物 $Fe(OH)_3$ 和 Sb_2S_3 的聚集过程中,前者吸附了 FeO^+,后者吸附了 HS^- 离子,使胶粒带同性电荷,形成比较稳定的溶胶。用更换溶剂的方法降低溶质的溶解度,也可以使溶质分子聚集为胶体颗粒。

胶体粒子大于溶液的溶质分子,所以胶体溶液有许多特殊性质。溶胶胶粒对光的散射作用即 Tyndall 现象。由于胶粒带电荷,胶体粒子在直流电场的作用下定向移动的现象称为电泳。

胶体溶液是比较稳定的,主要原因是胶粒带电和溶剂化作用。吸附在胶粒表面的离子,能吸附一些溶剂分子,在胶粒表面形成一层溶剂化膜,阻止胶粒聚集。溶液中带有与胶粒电荷相反的离子的浓度增大时,可以破坏胶体双电层而使之发生聚沉;加热也可降低其稳定性。加热和加入电解质是破坏胶体的常用方法。

【实验仪器与试剂】

离心管,1cm×20cmU 形管,100mL 烧杯,直流电源,离心机,铜片(丝)电极,Tyndall 效应装置等。

$0.1mol \cdot L^{-1} Al_2(SO_4)_3$ 溶液,0.1% KCl 溶液,5% $FeCl_3$ 溶液,$6 mol \cdot L^{-1} NH_3 \cdot H_2O$ 溶液,$0.1mol \cdot L^{-1}$ HCl 溶液,0.1% K_2SO_4 溶液,0.1% $K_3[Fe(CN)_6]$ 溶液,$0.1mol \cdot L^{-1} AgNO_3$ 溶液,$0.1mol \cdot L^{-1}$ KSCN 溶液,饱和硫黄酒精溶液,蒸馏水等。

【实验步骤】

1. 胶体的生成

(1)凝聚法

1)改变溶剂法制硫溶胶:于试管中加 5mL 蒸馏水,滴加 3~4 滴饱和硫黄酒精溶液,每次 1 滴,边摇边加,观察硫溶胶的生成,试加以解释,并保留溶胶备用。

2)水解反应制备氢氧化铁溶胶:于 100mL 烧杯中加 50mL 蒸馏水,加热至沸,然后边搅拌边滴加 5mL 5% $FeCl_3$ 溶液,再继续煮沸 1~2min,观察溶液的颜色变化,写出反应式。保留溶胶备用。

(2)分散法(或胶溶法)制备氢氧化铝溶胶:于离心管中加 2mL $0.1mol \cdot L^{-1} Al_2(SO_4)_3$ 溶液,滴加约 1mL $6mol \cdot L^{-1}$ 氨水,搅匀,观察沉淀形成。离心,将沉淀用蒸馏水洗涤三次,每次均用离心法除去上清液。然后将沉淀转入 100mL 烧杯中,加 20~30mL 蒸馏水,搅拌并加热至沸。加几滴 $0.1 mol \cdot L^{-1}$HCl 溶液,煮沸数分钟,即有部分沉淀胶溶。静置(为取一部分离心),吸取上层溶胶,观察 Tyndall 效应。

2. 胶体溶液的 Tyndall 效应 将上面制备的三种溶液分别置于 3 支试管或 3 个烧杯中,观察 Tyndall 效应(也可用手电筒在暗处观察),如图 3-4 所示。

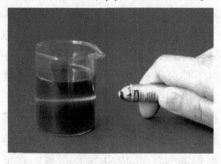

图 3-4 Tyndall 现象示意图

3. 胶体的电泳现象 将 U 形管洗净、烘干(或用少量胶体溶液洗几次),注入本实验制备的 $Fe(OH)_3$ 溶胶。静置片刻,用吸管小心加入 1~2cm 高的水柱(注意切勿破坏溶胶与水之间的界面),分别插入铜电极,接通直流电源(图 3-5A),电压 30～40V,通电 20min 后,可见溶胶与水之间的界面向一极移动(图 3-5B)。由界面移动的方向,判断Fe(OH)₃溶胶的带电性质,试写出溶胶的胶粒、胶团的结构。

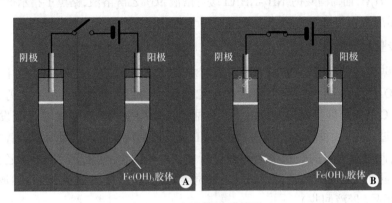

图 3-5 电泳装置示意图

4. 溶胶的聚沉 取 3 支试管各加入 2mL 本实验制备的 Fe(OH)₃溶胶,然后分别滴加 0.1% KCl 溶液、0.1% K_2SO_4 溶液、0.1% $K_3[Fe(CN)_6]$ 溶液。记录发生相同程度浑浊时,所需各种电解质的量,加以比较。简要说明所需电解质的量与其阴离子电荷数之间的关系。

5. 氢氧化铁溶胶的渗析 在半透膜袋中注入一定量氢氧化铁溶胶,将其置入装蒸馏水的烧杯中,30～60min 后用 $0.1\ mol\cdot L^{-1}$ AgNO₃溶液和 $0.1\ mol\cdot L^{-1}$ KSCN 溶液,分别检查烧杯里水溶液中是否有 Cl⁻ 和 Fe³⁺。

【思考题】

1. 常用于制备胶体的方法有哪些?
2. 胶体电泳的方向有什么规律?

(尹计秋)

第二节　综合性实验

实验十六　葡萄糖酸锌的制备

【实验目的】

1. 掌握锌盐含量的测定方法。
2. 熟悉重结晶与恒温水浴的基本操作。
3. 了解葡萄糖酸锌的制备方法和原理。

【实验原理】

通过葡萄糖酸钙与等摩尔的硫酸锌发生如下反应来制备葡萄糖酸锌。

$$Ca(C_6H_{11}O_7)_2 + ZnSO_4 = Zn(C_6H_{11}O_7)_2 + CaSO_4\downarrow$$

【实验仪器与试剂】

电炉,电子天平,抽滤装置,酸式滴定管,烧杯,蒸发皿,恒温水浴锅,量筒等。

$ZnSO_4 \cdot 7H_2O$,葡萄糖酸钙,NH_3-NH_4Cl 缓冲溶液,95%乙醇溶液,铬黑 T 指示剂,$0.1mol \cdot L^{-1}$ EDTA-2Na 标准溶液等。

【实验步骤】

1. 葡萄糖酸锌的制备 量取 80mL 蒸馏水置烧杯中,加热至 $80 \sim 90℃$,再加入 13.4g $ZnSO_4 \cdot 7H_2O$ 使其完全溶解,将烧杯放在 90℃ 水浴上,再逐渐加入葡萄糖酸钙 20g,并不断搅拌。在 90℃ 水浴上静止保温 20min。趁热抽滤(用两层滤纸),滤液移至蒸发皿中(滤渣为 $CaSO_4$,需过滤掉)。滤液冷至室温,加 20mL 95%乙醇溶液(降低葡萄糖酸锌的溶解度),并不断搅拌,此时有大量的胶状葡萄糖酸锌析出,充分搅拌后,用倾泻法去除乙醇溶液。于胶状沉淀上,再加 20mL 95%乙醇溶液,充分搅拌后,沉淀慢慢转成晶体状,抽滤至干,即得葡萄糖酸锌粗品(母液回收)。

葡萄糖酸锌粗品的重结晶:将粗品加 2mL 水,加热(90℃)至溶解,趁热抽滤,滤液冷至室温,加 2mL 95%乙醇溶液,充分搅拌后,析出结晶,过滤得精品,在 50℃烘干。

2. 样品中锌含量的测定 精密称取 0.8g 葡萄糖酸锌,溶于 20mL 水中(可微热),加 10mL NH_3-NH_4Cl 缓冲溶液,加铬黑 T 指示剂 4 滴,用 $0.1mol \cdot L^{-1}$ EDTA-2Na 标准溶液滴定至溶液呈蓝色。样品中锌的含量计算如下:

$$锌的含量 = \frac{c_{EDTA\text{-}2Na} \cdot V_{EDTA\text{-}2Na} \times 65}{W_s \times 1000} \times 100\%$$

式中,$c_{EDTA\text{-}2Na}$ 为浓度($mol \cdot L^{-1}$);$V_{EDTA\text{-}2Na}$ 为体积(mL);W_s 为样品的重量(g)。

【思考题】

1. 制备葡萄糖酸锌的原理是什么?
2. 在葡萄糖酸锌的制备中,为什么必须在热水浴中进行?
3. 在沉淀与结晶葡萄糖酸锌时,都加入 95%乙醇溶液,其作用是什么?

(徐 红)

实验十七 离子交换法测定 $PbCl_2$ 的溶度积常数

【实验目的】

1. 掌握离子交换法测定难溶电解质溶度积的原理和方法。
2. 熟悉离子交换法的基本操作。
3. 了解离子交换树脂的一般使用原则和方法。

【实验原理】

常用的离子交换树脂是人工合成的不溶于水的固态高分子聚合物。它具有网状骨架结构,在其骨架结构上含有许多活性官能团,可以和溶液中的阳离子或阴离子进行选择性的离子交换。例如,目前应用广泛的聚苯乙烯磺酸型阳离子交换树脂,就是苯乙烯和一定量的二乙烯苯的共聚物,经浓硫酸处理,在共聚物的苯环上引入磺酸基($-SO_3H$)而成。它是强酸型阳离子交换树脂。用 $R-SO_3H$ 表示,R 代表共聚物母体。其中的 H^+ 可以与溶液中的金属离子(如 Na^+)进行交换。

$$R\text{-}SO_3^-H^+ + Na^+ \rightleftharpoons R\text{-}SO_3^-Na^+ + H^+$$

如果共聚物的网状骨架中引入各种胺基,就成为阴离子交换树脂。例如,季铵盐型强碱型阴离子交换树脂(用 $R\text{-}N^+X^-$ 表示),其中的阴离子可以与溶液中的阴离子(如 Cl^-)进行交换。

$$R\text{-}N^+X^- + Cl^- \rightleftharpoons R\text{-}N^+Cl^- + X^-$$

本实验采用的是 732-强酸型阳离子交换树脂,这种树脂出厂时一般是钠型,即活性基团为 $-SO_3^-Na^+$,若用 H^+ 把 Na^+ 交换下来,即得氢型树脂。

测定 $PbCl_2$ 饱和溶液中的铅离子浓度时,发生如下离子交换反应:

$$2R\text{-}SO_3^-H^+ + Pb^{2+} \rightleftharpoons (R\text{-}SO_3^-)_2Pb^{2+} + 2H^+$$

经过交换后,流出液变成了盐酸溶液。用已知浓度的 NaOH 溶液滴定流出液。根据用去的 NaOH 溶液的体积,即可算出 $PbCl_2$ 饱和溶液的浓度,从而算出 $K_{SP}(PbCl_2)$。

设 $c(NaOH)$ 为 NaOH 的浓度,$V(NaOH)$ 为滴定时所用去 NaOH 的体积,$V(PbCl_2)$ 为所取 $PbCl_2$ 饱和溶液的体积。

$$n(OH^-) = n(H^+) = 2n(Pb^{2+})$$
$$c(NaOH) \cdot V(NaOH) = 2c(Pb^{2+})V(Pb^{2+})$$
$$c(Pb^{2+}) = \frac{1}{2} \cdot \frac{c(NaOH) \cdot V(NaOH)}{V(PbCl_2)}$$

又　　　　　　　　　　　　$PbCl_2(固) \rightleftharpoons Pb^{2+} + 2Cl^-$

在 $PbCl_2$ 饱和溶液中　　　　　$[Cl^-] = 2[Pb^{2+}]$

故　　　　　　$K_{SP}(PbCl_2) = [Pb^{2+}] \cdot [2[Pb^{2+}]]^2$
$$= 4[Pb^{2+}]^3$$

【实验仪器及试剂】

离子交换柱,25mL 移液管,50mL 烧杯,200mL 烧杯,碱式滴定管,锥形瓶,量筒,玻璃棒等。

$2mol \cdot L^{-1}$ HCl 溶液, $0.07mol \cdot L^{-1}$ NaOH 溶液,$2mol \cdot L^{-1}$ HNO_3 溶液,$PbCl_2$ 饱和溶液,溴百里酚蓝,蒸馏水,pH 试纸,732 磺酸型阳离子交换树脂,玻璃纤维等。

【实验步骤】

1. 装柱　在离子交换柱的底部填入少量玻璃纤维;在交换柱中注入蒸馏水至约三分之一高度,排除柱内和尖嘴中的空气。然后将浸泡好的阳离子交换树脂(钠型,先用蒸馏水浸泡 24~48h,洗净)和水搅匀呈糊状,从交换柱上倾入使树脂自然沉下,同时将多余的水自尖嘴排出,至装到树脂高度约为 15cm,上部残留的水达 0.5cm 为止。在操作进程中,树脂要一直保持被水浸没,防止水流干而有气泡进入树脂间隙。如果树脂床中进入了空气会产生缝隙,使交换效率降低。在这种情况下,就需要重新装柱。

2. 转型 为了保证 Pb^{2+} 能完全交换出 H^+,必须将钠型完全转变为氢型,否则将使实验结果偏低。于交换柱中,加 40mL 2mol·L^{-1} HCl 溶液,以每分钟 40~50 滴的流速,让其流进离子交换树脂,然后用 50mL 蒸馏水淋洗树脂直到流出液呈中性(pH 试纸检验)。

3. 交换和洗涤

(1) 测量并记录 $PbCl_2$ 饱和溶液的温度。

(2) 在装离子交换树脂的交换柱中,移入精密量取的 25mL $PbCl_2$ 饱和溶液,以每分钟 20~25 滴流速,不宜太快,以便离子交换完全,用洁净的锥形瓶承接流出液。

(3)待 $PbCl_2$ 饱和溶液全部加入后,用约 50mL 蒸馏水分批洗涤离子交换树脂,以保证所有被交换出的 H^+ 被淋洗出来。流出液全部盛接在锥形瓶中,在交换和淋洗过程中,注意勿使流出液损失。

4. 滴定 在锥形瓶中的洗出液中,加 1 滴溴百里酚蓝指示剂,用 NaOH 标准溶液滴定,溶液由黄色转变为鲜明的绿色即为滴定终点。记下滴定前后滴定管中 NaOH 标准溶液的读数,并计算 $PbCl_2$ 的溶解度($[Pb^{2+}]$),从而计算获得 $PbCl_2$ 的 K_{SP}。

5. 再生 量取 40mL 2mol·L^{-1} 的 HNO_3 溶液(不含 Cl^-),以每分钟 25~30 滴的流速流过上述离子交换柱,把吸附在树脂上的 Pb^{2+} 置换下来,使树脂全部转变成 H^+ 型。然后用蒸馏水(50~70mL)淋洗树脂,直到流出液的 pH 为 6~7。回收备用。

【思考题】

1. 常用的离子交换法操作包括哪几步?

2. 本实验的实验原理是什么?

3. 实验中影响 $K_{SP}(PbCl_2)$ 测定结果准确度的因素主要有哪些?

4. 离子交换树脂的再生有何意义?

(周　静)

实验十八　电位滴定法在酸碱滴定中的应用

【实验目的】

1. 掌握酸度计的使用方法。

2. 熟悉中和滴定曲线的绘制。

3. 了解电位滴定法的基本原理与方法。

【实验原理】

电位法是根据测得电极电位来确定物质活度(或浓度)的方法。电位法有直接电位法和电位滴定法两类。直接电位法是由测得的电位数值直接确定被测离子的活度(或浓度),电位滴定法则是滴定分析法的一种,它是在滴定过程中测量插入被测定溶液中的指示电极的电位变化来确定滴定终点的方法。

电位滴定法主要应用于中和、氧化还原、配位、生成沉淀等反应。根据反应达到化学计量点时指示电极的电位值的"突跃"来确定终点,此法比一般用指示剂的容量分析法更为准确。特别是有色和浑浊溶液的滴定,用电位法确定终点更能显示出它的优越性。

电位滴定法应用于中和滴定中可测得溶液的 pH 或毫伏值。本实验应用电位滴定法来绘制强碱滴定强酸(或弱酸)的滴定曲线。通过测定酸碱滴定过程中溶液 pH 的变化,可以绘制滴定曲线(溶液的 pH 对 V_{NaOH} 作图)从而确定滴定终点。

【实验仪器与试剂】

复合 pH 电极,酸度计,电磁搅拌器,酸式和碱式滴定管,滴定台架,50mL 小烧杯等。

标准缓冲溶液,0.1mol·L^{-1} HCl 溶液,0.1mol·L^{-1} NaOH 溶液,0.1mol·L^{-1} HAc 溶液等。

【实验步骤】

1. 绘制 0.1mol·L^{-1} NaOH 溶液滴定 0.1mol·L^{-1} HCl 溶液的滴定曲线　从酸式滴定管中准确放出 20mL 0.1mol·L^{-1} HCl 于 50mL 烧杯中,然后用 0.1mol·L^{-1} NaOH 准确滴定,分别测定 NaOH 滴入 10.00mL、15.00mL、17.00mL、19.00mL、19.50mL、19.80mL、20.00mL、20.20mL、20.50mL、21.00mL、23.00mL、25.00mL、30.00mL 和 40.00mL 时溶液的 pH。

在每次停止加入 NaOH 后,开动电磁搅拌器,混匀后,用 pH 计测定其 pH。记录所消耗 NaOH 的体积和溶液的 pH,以消耗 NaOH 体积的毫升数为横坐标,以溶液的 pH 为纵坐标,绘制 pH 对 V_{NaOH} 的曲线。根据滴定曲线确定滴定终点。

2. 绘制 0.1mol·L^{-1} NaOH 溶液滴定 0.1mol·L^{-1} HAc 溶液的滴定曲线　从酸式滴定管中准确放出 20mL 0.1mol·L^{-1} HAc 溶液于 50mL 烧杯中,测定其 pH,然后用 0.1mol·L^{-1} NaOH 准确滴定,分别测定滴入 NaOH 溶液 1.00mL、3.00mL、5.00mL、10.00mL、17.00mL、19.00mL、19.50mL、19.80mL、20.00mL、20.20mL、21.00mL、23.00mL、25.00mL、30.00mL 和 40.00mL 时的 pH。

在每次停止加入 NaOH 溶液后,开动电磁搅拌器,混匀后,用 pH 计测定溶液的 pH。记录所消耗的 NaOH 溶液体积和溶液的 pH,以消耗 NaOH 溶液体积的毫升数为横坐标,以溶液的 pH 为纵坐标,绘制 pH 对 V_{NaOH} 的曲线。曲线的转折部分即为终点。或以 $\Delta pH/\Delta V$,即间隔两次的电位差和加入滴定液的体积差之比为纵坐标,以 V_{NaOH} 为横坐标,绘制 $\Delta pH/\Delta V$ 曲线,并以 $\Delta pH/\Delta V$ 的极大值为滴定终点。

【思考题】

1. 电位滴定法的基本原理是什么?

2. 电位滴定法绘制的强碱滴定强酸与滴定弱酸的滴定曲线有什么不同?

(王　杰)

实验十九　离子选择电极法测定水样中氟的含量

【实验目的】

1. 掌握直接电位法的测定原理及方法。

2. 熟悉氟离子选择电极和酸度计的基本操作。

3. 了解氟离子选择电极的组成。

【实验原理】

　　离子选择电极又称膜电极。在电位分析中,离子选择电极用作测定待测离子活度的指示电极,用于测定溶液 pH 的玻璃电极就是膜电极的一种,它是 H^+ 的选择电极。氟离子是人体必需痕量元素之一,水中氟的含量对饮用水卫生有重要意义。我国生活饮用水卫生标准规定:氟的适宜浓度为 $0.5\sim1.0mg \cdot L^{-1}$,含量不得超过 $1.0mg \cdot L^{-1}$。因此测定水中的氟含量具有重要意义。测定氟的方法有比色法和电位法,前者的测量范围较宽,但干扰因素多,往往要对试样进行预处理;而后者的测量范围虽较前者窄,但对水质分析而言完全可达到要求,且操作简便,干扰因素少,不必进行预处理,因此,电位法已取代比色法,成为测定水中氟离子的常规分析方法。

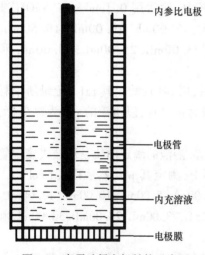

图 3-6　离子选择电极结构示意图

　　氟电极的结构如图 3-6 所示。它由氟化镧(LaF_3)晶体做成离子交换膜,对氟离子具有很高的选择性。在离子交换膜中的离子传导,通常由电荷较低、离子半径较小的离子实现,只有它才能进入晶格缺陷的"空穴"。大小和电荷不同的其他离子都不能按此方式进行移动,参与传导。因此,如果有大小和电荷与 F^- 相同的离子,例如 OH^-,则可由于竞争传导而引起干扰。

　　在使用氟电极时,通常是把它同饱和甘汞电极一起插入待测含氟离子的溶液中形成下列电池:

氟电极‖试样溶液|饱和甘汞电极。

电池电动势 E 可表达为

$$E = 常数 - \frac{2.303RT}{F}lg\alpha_{F^-}(外)$$

　　由此可见,被测溶液氟离子活度的对数值与电池电动势呈直线关系。但如果要测定氟离子的浓度,则需要知道活度因子,而活度因子又与溶液的离子强度有关。当溶液的离子强度不变时,则 E 与 lgC_{F^-} 呈线性关系。故为测定溶液中的氟离子浓度,通常保持溶液的离子强度不变,做出电池电动势与氟离子浓度对数值的标准曲线,对未知液保持与标准曲线条件相同的离子强度,便可通过标准曲线测定未知的氟离子浓度。

　　另外,如果溶液中含有能与氟离子产生配位反应的阳离子如 Al^{3+}、Fe^{3+} 等也会严重干扰测定,故需添加掩蔽剂来排除干扰。又如溶液的 pH 过高,则会增大前述的 OH^- 的干扰;pH过低又会由于 HF 和 HF_2^- 的形成而降低氟离子的活度,适当的 pH 范围为 $5\sim6$。

　　为满足上述要求,在制作标准曲线和测定未知试样时,溶液中都加入相同量的总离子强度缓冲调节剂(TISAB),即由 NaCl、HAc、NaAc、枸橼酸钠组成的水溶液。这种处理方法可保证:①使溶液的总离子强度几乎不变,从而保持活度因子不变;②由于 HAc-NaAc 缓冲溶液能保持合适的 pH 范围 $5.0\sim5.5$,因此可避免 OH^- 的干扰;③若试样中有干扰离子 Al^{3+} 和Fe^{3+} 则柠檬酸根离子能与 Al^{3+} 和 Fe^{3+} 结合使氟游离成为离子形态。

【实验仪器与试剂】

50mL 烧杯,50mL 容量瓶,5mL 吸量管,10mL 吸量管,氟离子选择电极,饱和甘汞电极,酸度计等。

NaF(AR)、NaCl(AR)、HAc(AR)、NaAc(AR)、枸橼酸钠(AR)等。

总离子强度缓冲调节剂(TISAB)的配制:称取 NaCl 晶体 15g、HAc 3.6mL、NaAc 16g、枸橼酸钠 0.07g,溶于去离子水(离子交换水),加热溶解,并用去离子水稀释至 250mL。

【实验步骤】

1. 标准曲线的绘制 分别量取每升含有 100mg 氟的标准溶液 1mL、2mL、3mL、4mL、5mL,于 50mL 容量瓶中,加入 TISAB 溶液 10mL。用去离子水稀释至刻度,摇匀即得氟浓度分别为每升含 2.00mg、4.00mg、6.00mg、8.00mg、10.00mg 的标准溶液系列。

将所配制的标准溶液系列由低浓度到高浓度逐个转入 50mL 小烧杯中,浸入氟电极和饱和甘汞电极,读取平衡电动势值。绘制 E 与 $\lg c_F$ 的标准曲线。

2. 水样品的测试 准确量取 5mL 水样品,置于 50mL 容量瓶中,加 10mL TISAB 溶液,用去离子水稀释至刻度,摇匀后,将其倒入 50mL 烧杯中,测定其电动势值。

通过标准曲线查出 $\lg c_{F-未知}$,并算出 $c_{F-未知}$,确定水样品中氟的含量。

【思考题】

1. 离子选择电极法测定氟含量的原理是什么?

2. 离子选择电极法测定氟含量时为什么必须加入 TISAB?

3. 若在测定中发现溶液的 pH>7,这对测定结果会产生什么影响?

（周　静）

实验二十　分光光度法测定邻菲咯啉铁配合物的组成

【实验目的】

1. 掌握测定配合物组成的原理和方法。

2. 熟悉摩尔比法测定配合物的组成。

【实验原理】

摩尔比法是利用金属(M)和试剂(L)的摩尔比例的变化和相应的吸光度的变化来确定配合物组成的方法。由于金属量固定而另一组分大大过量,达到"饱和",有时也叫饱和法。

设形成配合物 ML_n 的反应为

$$M + nL = ML_n$$

M 和 L 在测定波长处不干扰 ML_n 的吸收。配制适当的物质的量的 M 组分溶液,在一系列容量瓶中加入不同量的 L 组分,稀释至相同体积,再测定各混合溶液的吸光度值。以吸光度 A 对溶液组分的物质的量浓度之比 c_L/c_M 作图。如图 3-7 所示。

从图可见,当加入的 L 组分摩尔数为 n,溶液中 M 组分处于过量,加入的 L 组分基本上

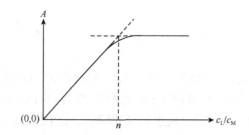

图 3-7　吸光度与溶液组分物质的量浓度比关系图

或全部转变成配合物 ML_n,溶液的吸光度与"摩尔比"值基本上呈直线关系(如图中曲线上升部分所示)。若 ML_n 离解很小,则当溶液中 L 对 M 的摩尔数比超过 n 时,M 即全部转变为 ML_n,L 量继续增大,吸光度也不再有显著增加。因此曲线发生转折,转折点对应的"摩尔比"值为配位数 n。离解度太大的配合物不能采用此法。

Fe^{2+} 与邻菲咯啉反应生成橙红色的配合物,Fe^{3+} 也能与试剂生成淡蓝色的配合物,在显色前用盐酸羟胺将 Fe^{3+} 还原为 Fe^{2+},使溶液中的铁全部以 Fe^{2+} 形式存在。

$$4Fe^{3+}+2NH_2OH =\!=\!= 4Fe^{2+}+N_2O+H_2O+4H^+$$

Fe^{2+} 与邻菲咯啉在 pH2~9 都能形成稳定橙红色配合物,酸度过高,反应速度慢,酸度太低则 Fe^{2+} 水解,影响显色。但为了尽量减少其他离子的影响,通常在微酸性 (pH=5) 溶液中显色。

【实验仪器与试剂】

紫外可见分光光度计,50mL 容量瓶,50mL 烧杯,1mL 吸量管,5mL 吸量管,10mL 吸量管,滴管,洗瓶等。

$1mol \cdot L^{-1}$ NaAc 溶液,$2 \times 10^{-3} mol \cdot L^{-1}$ NH$_4$Fe(SO$_4$)$_2 \cdot 12H_2O$ 溶液,10% 盐酸羟胺水溶液(新配制),$2 \times 10^{-3} mol \cdot L^{-1}$ 邻菲咯啉水溶液等。

【实验步骤】

1. 标准溶液系列的配制　取 7 个 50mL 容量瓶,按表 3-10 用吸量管准确加入各试剂,放置 10min,最后用蒸馏水稀释至刻度并摇匀。

表 3-10

试管号	1	2	3	4	5	6	7
Fe^{3+}(mL)	1.00	1.00	1.00	1.00	1.00	1.00	1.00
盐酸羟胺(mL)	1.00	1.00	1.00	1.00	1.00	1.00	1.00
邻菲咯啉(mL)	1.00	2.00	2.50	3.00	3.50	4.00	6.00
NaAc(mL)	5.00	5.00	5.00	5.00	5.00	5.00	5.00
加蒸馏水稀释到刻度							

2. 测吸光度　在 510nm 处,用蒸馏水作参比,分别测出它们的吸光度值。

3. 数据处理　以 A 为纵坐标,$c_{邻菲咯啉}/c_{Fe}$ 为横坐标作图。根据曲线上前后两部分延长线的交点位置,确定配合物的组成。

【思考题】

1. 实验中加入盐酸羟胺的作用是什么?其加入的顺序有什么要求?

2. 如果被测定的 ML_n 离解度较大,对 n 值的测定结果有什么影响?

(陈志琼)

实验二十一　人血清总胆固醇含量的测定

【实验目的】

1. 掌握乙酸酐-硫酸显色测定人血清胆固醇的原理。
2. 熟悉分光光度法的基本操作。

【实验原理】

在乙酸酐的作用下,胆固醇脱水生成脱水胆固醇,后者与硫酸结合生成显绿色的胆固醇二烯单磺酸,在 600nm 波长有最大吸收。为此,可利用此性质,采用分光光度法测定血清胆固醇的总含量。其反应式如下:

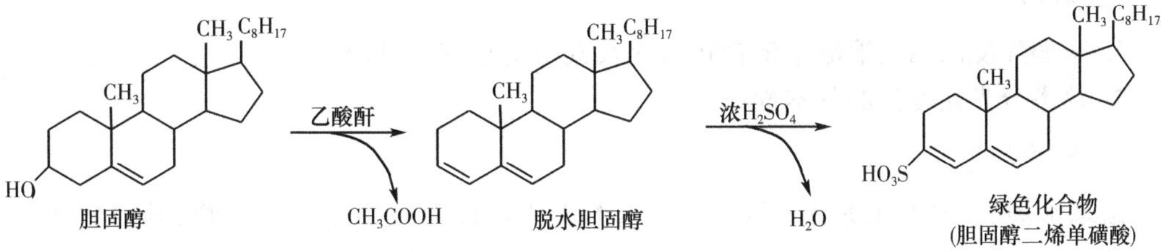

【实验仪器与试剂】

水浴箱,UV-2102PC 型紫外可见分光光度计,100mL 容量瓶,10mL 吸量管等。

$2mg \cdot mL^{-1}$ 标准胆固醇溶液,乙酸酐-硫酸显色剂,浓硫酸溶液,冰醋酸等。

【实验步骤】

1. $2mg \cdot mL^{-1}$ 胆固醇标准溶液的配制　准确称取干燥的 200.0mg 胆固醇,以少量冰醋酸溶解,再移入 100mL 容量瓶中,用冰醋酸稀释至刻度,摇匀,即可。

2. 乙酸酐-硫酸显色剂的配制　称取 0.15g 硫脲,置于 200mL 烧杯中,加入 35mL 冰醋酸和 65mL 乙酸酐,摇匀,即可[①]。使用前,每 10mL 混合物中缓慢加入浓硫酸溶液,边搅拌边加,混匀,即可。

3. 取洁净干燥试管 3 支,分别标记空白管、标准管和测定管,按表 3-11 操作:

表3-11

试剂(mL)	空白管	标准管	测定管
血清	—	—	0.1
胆固醇标准溶液	—	0.1	—
乙酸酐-硫酸显色剂	6.0	6.0	6.0

① 此液可置冰箱内长期保存。

立即混匀,于37℃水浴中保温10min,取出后用空白调零,以600nm波长测定吸光度,按下式计算血清总胆固醇。

$$血清总胆固醇(mmol \cdot L^{-1}) = \frac{测定管吸光度(A)}{标准管吸光度(A')} \times \frac{2(mg \cdot mL^{-1}) \times 1000}{M}$$

【注意事项】

1. 胆固醇的临床意义　家族性高胆固醇血症、糖尿病和肾病综合征等血清总胆固醇增高;甲状腺功能亢进、长期营养不良则降低。胆固醇的正常值为2.8~6.0mmol·L⁻¹。

2. 滴加浓硫酸溶液时,应避免发热过高。并且冷却后的溶液可暂置冰箱内储存半月。

(李雪华)

实验二十二　磺基水杨酸与Fe³⁺配合物稳定常数的测定

【实验目的】

1. 掌握光度法测定溶液中配合物组成及其稳定常数的原理。

2. 熟悉分光光度计的基本操作。

【实验原理】

磺基水杨酸(以H_3L表示)与Fe^{3+}在水溶液中可以形成稳定的配合物,其组成随溶液pH不同而不同。在pH<4时,它形成1∶1的配合物,呈紫红色,其反应式为

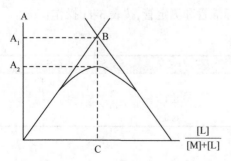

在pH为10左右时,可生成1∶3的配合物,呈黄色;在pH为4~10时,生成红色的1∶2配合物。本实验是在pH为2.5以下时测定Fe^{3+}与H_3L形成配合物的组成和稳定常数,用0.01mol·L⁻¹ $HClO_4$溶液控制溶液的pH。

当金属离子M和配位体L都无色,只有形成的配合物有色(本实验中H_3L无色,Fe^{3+}在低浓度可认为无色,只有形成的配合物是紫红色)时,溶液的吸光度只与配合物的浓度成正比,即遵从朗伯-比尔定律。测定此溶液的吸光度(A),可以求出该配合物的组成及稳定常数(K_s)。本实验用的是等摩尔系列法(又称Job法)来测定配合物的组成及稳定常数。在一定波长的单色光下,测定一系列变化组分溶液的吸光度(A),即M和L的总物质的量保持不变,而中心离子和配体的摩尔分数是连续变化的。以吸光度(A)与配体的摩尔分数作图,得一曲线,如图3-8。将两边直线部

图3-8　吸光度与配体的摩尔分数关系示意图

分延长,交于 B 点,B 点的吸光度 A_1 值最大,即在摩尔分数为 0.5 处有最大吸收。

$$配体的摩尔分数 \ x(L) = \frac{配体摩尔数}{总摩尔数} = 0.5$$

$$中心离子的摩尔分数 \ x(M) = \frac{中心离子摩尔数}{总摩尔数} = 0.5$$

所以,配位数 n 可按下式求得

$$n = \frac{x(L)}{x(M)} = 1$$

即求出此配合物的组成为 ML 型配合物。

图中 B 点具有最大的吸光度 A_1,它是假设配合物完全不离解,配合物浓度最大时溶液所具有的吸光度值。但实际上总有部分离解,真实浓度要稍小一些,实测的最大吸光度值是 C 点所对应的 A_2。所以,配合物 ML 的离解度 (α) 为: $\alpha = \dfrac{A_1 - A_2}{A_1}$。

配合物的稳定常数可以由下列平衡关系写出:

$$ML \longleftrightarrow M + L(电荷省去)$$

开始浓度 $\qquad\qquad\quad c \qquad\quad 0 \qquad 0$

平衡浓度 $\qquad\qquad c-c\alpha \qquad c\alpha \quad c\alpha$

$$K_s = \frac{[ML]}{[M][L]} = \frac{1-\alpha}{c\alpha^2}$$

c 是相应于 A_1 点的金属离子浓度。

【实验仪器与试剂】

752 型分光光度计,100mL 容量瓶,50mL 烧杯,洗耳球,10mL 吸量管等。

0.0100mol·L^{-1} Fe^{3+} 离子溶液,0.0100mol·L^{-1} 磺基水杨酸(H_3L)溶液,0.01 mol·L^{-1} $HClO_4$ 溶液等。

【实验步骤】

1. 0.0010mol·L^{-1} Fe^{3+} 离子溶液的制备　精确吸取 0.0100mol·L^{-1} Fe^{3+} 离子溶液 10.00mL,置于 100mL 容量瓶中,用 0.01mol·L^{-1} $HClO_4$ 溶液稀释至刻度;摇匀,备用。

2. 0.0010mol·L^{-1} H_3L 溶液的制备　按上述方法,吸取 0.010mol·L^{-1} H_3L 溶液 10.00mL,置于 100mL 容量瓶中,用 0.01mol·L^{-1} $HClO_4$ 溶液稀释至刻度,摇匀,备用。

3. 用 3 支 10mL 吸量管按表 3-12 分别吸取 0.01mol·L^{-1} $HClO_4$ 和上述配制的两种溶液,分别注入 11 个 50mL 的烧杯中,摇匀,备用。

4. 系列溶液吸光度的测定　在 752 型分光光度计上选用 1cm 比色皿,波长 500nm,以蒸馏水作空白,测定各溶液的吸光度。将各溶液的吸光度记录在表 3-12 中:

表 3-12

溶液序号	$HClO_4$(mL)	Fe^{3+}(mL)	H_3L(mL)	$[L]/\{[M]+[L]\}$	A
1					
2					
3					
4					
5					
6					
7					
8					
9					
10					
11					

以吸光度对磺基水杨酸的摩尔分数作图。从图中找出最大吸收处,算出配合物的组成和稳定常数。

(陈永洁)

实验二十三　荧光分析法测定硫酸奎尼丁的含量

【实验目的】

1. 掌握荧光法的定量分析方法(标准曲线法)。
2. 熟悉荧光光度计的基本操作。

【实验原理】

奎尼丁为抗疟药奎宁的右旋体,属生物碱类抗心律失常药,硫酸奎尼丁是奎尼丁的硫酸盐,其结构式如下:

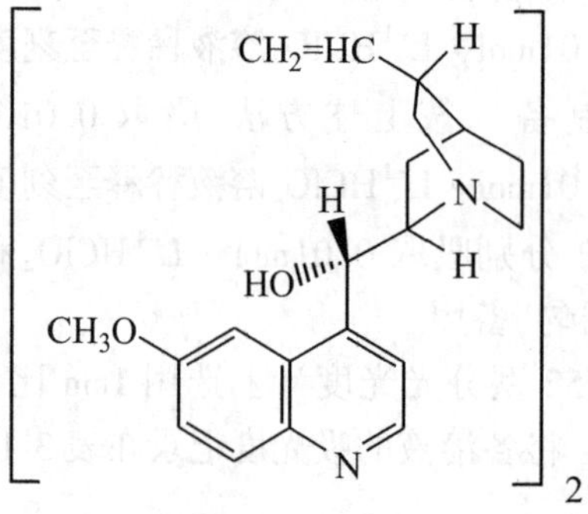

基于本品分子具有喹啉环结构,可产生荧光这一特性,在实验中用 930 型荧光光度计测量其荧光强度,由标准曲线法求出本品的含量。

【实验仪器与试剂】

930 型荧光光度计,50mL 容量瓶,1mL 吸量管,5mL 吸量管等。

硫酸奎尼丁对照品,硫酸奎尼丁,0.05mol·L^{-1} H$_2$SO$_4$ 溶液等。

【实验步骤】

1. 硫酸奎尼丁标准溶液的制备　精密称取适量硫酸奎尼丁对照品,用 0.05mol·L^{-1} H$_2$SO$_4$ 溶液溶解,配制成 100μg·mL^{-1} 硫酸奎尼丁标准储备溶液,备用。

精密吸取 100μg·mL^{-1} 硫酸奎尼丁标准溶液 1.0mL、2.0mL、3.0mL、4.0mL 及 5.0mL,分别置于 50mL 容量瓶中,用 0.05mol·L^{-1} H$_2$SO$_4$ 溶液稀释至刻度,摇匀,备用。

2. 硫酸奎尼丁样品溶液的制备　精密称取奎尼丁 20mg,用适量 0.05mol·L^{-1} H$_2$SO$_4$ 溶液溶解,转移至 50mL 容量瓶中,并稀释至刻度,摇匀。精密量取 0.50mL 溶液,置于 100mL 容量瓶中,用 0.05mol·L^{-1} H$_2$SO$_4$ 溶液稀释至刻度,摇匀,待测。

3. 测定

(1) 选择合适的荧光滤光片:将激发光滤光片(暂用 360nm 的)置于被测液前面的光径中,将波长稍长于 360nm 的滤光片放在被测液后的光径中,接通电源,打开样品室箱盖,旋动调零电位器,使电表指针处于“0”位,仪器预热 20min,放入某一浓度的标准溶液,测定其荧光强度,必要时调节刻度旋钮及灵敏钮(注意:一经调节,该旋钮不得再变动)。更换较长波长的滤光片,依次同上法测定各滤光片的荧光强度,选择荧光强度最强的一块荧光滤光片作测定用。

(2) 选择合适的激发光滤光片:将已选择好的荧光滤光片(暂定 120nm 的)固定,用各种波长(其波长要小于荧光滤光片的波长)的滤光片代替 360nm 的激发光滤光片。依次同上法测定其荧光强度,选择荧光最强的一块激发光滤光片作测定用。

(3) 将浓度最大的 10μg·mL^{-1} 硫酸奎尼丁标准溶液放入比色皿中,调节刻度旋钮至满刻度(必要时可调节灵敏度钮使满刻度);然后从稀浓度至高浓度依次测定其余的奎尼丁标准溶液,用 0.05mol·L^{-1} H$_2$SO$_4$ 溶液作空白对照,并一一记下荧光强度;最后测定样品液与空白液的荧光强度。在测定数据中扣除空白溶液的荧光强度。

4. 画出 F-$c_{硫酸奎尼丁}$ 的标准曲线,并计算样品中硫酸奎尼丁的百分含量。

【思考题】

1. 测量样品溶液、标准溶液时,为什么要同时测定硫酸的空白溶液?

2. 选择 360nm、400nm 两块滤光片分别作激发光片时,测定结果有无差异?

(王　杰)

实验二十四　HPLC 法测定咖啡因的含量

【实验目的】

1. 掌握高效液相色谱仪的基本结构和操作方法。

2. 熟悉高效液相色谱的定量方法(内标法)。

【实验原理】

高效液相色谱法是用高压输液泵将具有不同极性的单一溶剂或不同比例的混合溶剂、缓冲液等流动相泵入装有固定相的色谱柱,经进样阀注入测试品,由流动相带入柱内,在柱内依据不同原理分离后,各组分先后进入检测器,色谱信号由记录仪或积分仪记录,从而达到分离分析的目的。

咖啡因为白色或带极微黄绿色、有丝光的针状结晶;无臭,味苦;为中枢兴奋药。

用十八烷基化学键合相作固定相,甲醇/水或乙醇/水作流动相,可使咖啡因与非那西丁完全分离,而且保留值相近。因此,以非那西丁作内标可进行咖啡因的定量测定。

在样品中加入内标物质 m_s 进样,样品中被测组分峰面积(标准品峰面积)A_i 和内标峰面积 A_s,则样品中被测组分的百分含量为

$$P_i\% = \frac{A_i \cdot m_s \cdot f_{i,s}}{A_s \cdot m_i} \times 100$$

式中 $f_{i,s}$ 为被测组分对于内标物质的相对校正因子,可在标准品 m_i 中加入内标物质 m_s 进样,得标准品峰面积 A_i 和内标峰面积 A_s,然后按下式求得:

$$f_{i,s} = \frac{A_s \cdot m_i}{A_i \cdot m_s}$$

对于正常峰,也可用峰高定量。

【实验仪器与试剂】

岛津 2010 型液相色谱仪,50μL 微量注射器,ODS C_{18} 柱,烧杯,容量瓶等。

重蒸水,色谱甲醇,氯仿,咖啡因样品(原料药),咖啡因标准品,非那西丁标准品等。

【实验步骤】

1. 实验条件   固定相:ODS C_{18} 柱;流动相:甲醇:水(70∶30);流速 1.0mL·min⁻¹;检测波长:254nm;柱温:室温。

理论板数按咖啡因峰计算应不低于 1500,咖啡因峰与内标物质峰的分离度应符合规定。

2. 咖啡因含量测定   精密称取咖啡因试样 25.0mg,置于烧杯中,加入 10.0mg 非那西丁,以氯仿溶解,移至 25.00mL 容量瓶中并定容。进样得色谱图 1,记录峰面积。

精密称取咖啡因标准品 25.0mg,置于烧杯中,加入 10.0mg 非那西丁,以氯仿溶解,移至 25.00mL 容量瓶中并定容。进样得色谱图 2,记录峰面积。

用纯物质的氯仿溶液进样,以确定各组分的峰位。由色谱图 2 计算咖啡因相对于非那西丁的相对校正因子。由色谱图 1 按内标法求算咖啡因试样百分含量。

【思考题】

1. 试述高效液相色谱内标法定量的优点。

2. 高效液相色谱法流动相选择依据是什么?

(周　卿)

实验二十五　兔血清中茶碱浓度的测定

【实验目的】

1. 掌握高效液相色谱法的分离分析原理。
2. 熟悉血液样品测定的基本操作方法。

【实验原理】

在高效液相色谱中,若采用非极性固定相,如十八烷基键合相,极性流动相,即构成反相色谱分离系统。反之,则称为正相色谱分离系统。反相色谱分离系统所使用的流动相成本较低,应用也更为广泛。

茶碱为白色结晶性粉末,无臭,味苦,为平滑肌松弛药。茶碱在 254nm 波长处有紫外吸收,血清中茶碱用乙酸乙酯萃取,挥干,用流动相重溶解,随后 HPLC 分离,紫外检测,以内标法定量。

实验过程中有可能会带入一些杂质(如蛋白质)。因此,实验结束后必须清洗柱子。

【实验仪器与试剂】

岛津 2010 液相色谱仪,ODS C_{18} 色谱柱,离心机,微量注射器,刻度试管,尖底离心管等。

茶碱标准品,8-氯代茶碱(内标),乙酸乙酯,色谱甲醇,重蒸水,家兔等。

【实验步骤】

1. 标准溶液的制备

(1) 茶碱标准溶液的制备:准确称取茶碱适量,加水溶解并稀释使成每 1mL 含 1mg 的标准储备溶液。精密量取茶碱标准储备溶液适量,用水稀释使成每 1mL 分别含茶碱 2μg、5μg、10μg、20μg、30μg、40μg、50μg 与 100μg 的系列标准溶液。

(2) 内标 8-氯代茶碱溶液的制备:称取 8-氯代茶碱,加乙酸乙酯制成每 1mL 含茶碱 1mg 的溶液,即得。

2. 血清样品的制备　取体重为 1.5~2.5kg 的健康家兔,从颈静脉(或耳缘静脉)取血约 2mL,放置,待凝固后离心,吸取空白血清。然后,从耳缘静脉快速注射 1mL 17.5mg·mL^{-1} 茶碱水溶液,分别于给药后 0.1h、0.25h、0.5h、1h、2h、3h、4h、6h、8h、10h 与 24h 采集 2mL 颈静脉(或耳缘静脉)血,放置,离心,分别取血清,置冰箱中保存,备用。

3. 血药浓度的测定

(1) 色谱条件:色谱柱:ODS C_{18} 色谱柱;流动相:甲醇:水(50:50);流速为 1.0mL·min^{-1},必要时,流动相的配比及流速均可做适当调整,以使系统适用性试验符合要求;进样量:5μL;检测器:紫外检测器,检测波长为 254nm;柱温:室温。理论板数按茶碱峰计算应不低于 1500,茶碱峰与内标物质峰的分离度应符合规定。

(2) 工作(标准)曲线的绘制:用定量取液器(或微量注射器)吸取每 1.0mL 含茶碱 2μg、5μg、10μg、20μg、30μg、40μg、50μg 和 100μg 的标准溶液 0.1mL,分别置于 5mL 离心管中,各加空白血清 0.1mL,旋涡混合 3s,在 38℃ 水浴中保温 30min,加内标溶液 1mL,旋涡混合 5min,离心,吸取上层有机相 0.8mL,置另一干燥尖底离心管中,置 50℃ 水浴中,在氮气流下挥干溶剂,残渣加流动相 0.1mL,旋涡混合 30s 使溶解,取 5μL 注入液相色谱仪,记录色谱图。以茶碱与内标物的峰响应值(峰高 h 或峰面积 A)之比(R)为纵坐标,以血清中茶碱浓度(c)为横坐标,绘制工作曲线或计算回归方程。

(3)供试品溶液的制备与测定:吸取空白血清及不同时间的血清样品各 0.1mL,加水 0.1mL,旋涡混合 3s,按工作曲线的制备项下,自"加内标溶液 1mL……"起,依法操作,记录色谱图。由血清样品色谱中茶碱与内标物的峰响应值之比,从工作曲线中获得相应的茶碱浓度,从而计算出血清样品中茶碱的含量。

【注意事项】

1. 内标溶液亦可使用相同浓度的非那西丁或间二硝基苯溶液。

2. 空白血清可由几只健康家兔的血清混合而得。

3. 在萃取溶剂挥干并用流动相重溶时,常会出现浑浊(脂肪类物质)。此时,应离心后取上清液进样。以保护色谱柱。

4. 色谱系统应符合测定要求,即茶碱、内标及血清中其他干扰物应有效分离,其分离度应大于 1.5。定量时,若峰形对称,也可以峰高作为响应值。

【思考题】

1. 血药浓度测定时,样品预处理方法有哪些?各有何特点?

2. 内标物的选择依据是什么?

3. 体内药物分析的一般程序有哪些?

(周　卿)

第4章　有机化学实验

第一节　经典性实验

实验一　熔 点 测 定

【实验目的】

1. 掌握测定有机化合物熔点的原理。
2. 熟悉测定有机化合物熔点的方法。
3. 了解测定熔点对鉴定有机化合物的意义。

【实验原理】

结构决定性质,性质是结构的反映。结构不同的有机化合物具有不同的物理常数。测定这些物理常数,是鉴定有机化合物的重要方法。常用的物理常数有熔点、沸点、折光率、比重、比旋光度等。下面主要介绍熔点和沸点的测定。

当晶体有机化合物加热到一定温度时,即从固态转变成液态,此时的温度称为该有机化合物的熔点。熔点的严格定义为:在大气压力下,晶体有机化合物的固态和液态成平衡状态时的温度。纯的晶体有机化合物都有一定的熔点,并且在一定压力下,晶体有机化合物的固液两态之间的变化非常敏锐,从初熔到全熔的温度范围(称熔点范围或熔距)一般不超过 $0.5 \sim 1.0 ℃$。但是,当晶体有机化合物中混有少量杂质时,其熔点降低,熔距变长。因此,测定熔点有两方面的实际意义,一是判断有机化合物的纯度,二是在实际工作中,用来初步鉴定有机化合物。例如,可用"混合熔点"的测定判断两种晶体有机化合物是否相同,即把具有相同熔点的这两种化合物混合后再测熔点,若熔点不变(观察值可相差 $2 \sim 3 ℃$,由测定操作误差引起),即可认为两者是同一有机化合物(形成固熔体除外)。相反,熔点下降或熔距变长通常表明两化合物不同。

由于熔点测定对研究有机化合物具有很大的实用价值,因此,掌握测定的基本操作是完全必要的。

目前,测定熔点的方法有多种,其中以毛细管法较简便,结果也准确。下面介绍用毛细管测定熔点的方法。

【实验仪器与试剂】

50mL 小烧杯,环形玻璃搅拌棒,带孔软木塞,200℃温度计,表面皿,长玻璃管,毛细管,玻匙等。

液体石蜡,苯甲酸,尿素,不纯苯甲酸等。

【实验操作】

1. 熔点管　采用直径 $1 \sim 1.5mm$,长 $60 \sim 70mm$,一端封闭的毛细管作熔点管。使用前检查毛细管一端是否完全封闭。

2. 待测有机物的装入方法 将少量干燥待测的有机物（样品），置于干净的表面皿上，用玻匙研细成粉末状，堆成绿豆大的小堆，将熔点管的开口端插入堆中数次，样品即被挤入管内，为了让样品紧密填在熔点管密封端，可将熔点管的开口端向上竖立，取一支长约 40cm 的干净玻璃管，让熔点管在玻璃管中自由落下，（注意：熔点管下落方向必须和桌面垂直，否则熔点管极易折断），这样重复几次，直到装入样品的高度约 3mm 为止。

3. 仪器装置 取 50mL 小烧杯，倒入液体石蜡至小烧杯容量的 2/3 处，用铁夹固定温度计上端的软木塞，让温度计悬置于油浴正中（水银球距杯底约 1cm），环形玻璃搅拌棒套在温度计外可上下搅动，以保持传热均匀。用橡皮圈或利用液体石蜡的黏附作用将装有样品的熔点管贴在温度计上，其封闭端位于温度计水银球中部并使温度计的刻度正对着观察者。见图 4-1 所示。

4. 测定方法 用小火缓缓加热油浴，同时不断搅拌，让浴温均匀。开始，升温速度可以快一些，每分钟控制在 5℃ 左右。当浴温在该样品熔点下 10~15℃ 时，将火焰调小，控制每分钟升温在 1~2℃（掌握升温速度是准确测定熔点的关键）。仔细观察熔点管内样品的变化情况和温度计读数，记录下样品开始塌落并有液相产生时（初熔）和样品完全变为液体时（全熔）温度读数，即为该样品的熔点范围。对样品在加热过程中出现的萎缩、变色、碳化、分解等应如实记录。例如，某样品在 120℃ 开始萎缩，在 121℃ 时有液滴出现，在 122℃ 时全部熔化，可记录为：熔点 121~122℃，120℃ 萎缩。熔点的测定，至少要重复两次，每次测定必须用新的熔点管另装样品，不能用已测过熔点的熔点管。因为在液化时，样品可能发生部分分解或晶形转变等。

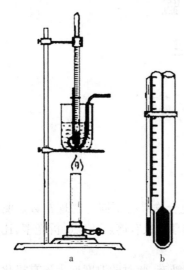

图 4-1 毛细管法测定熔点

a. 毛细管法测定熔点装置；b. 毛细管附在温度计上的位置

用上述方法测定尿素和苯甲酸的熔点，另取含有杂质的苯甲酸测定其熔点。

此外，在较精密的熔点测定中，必须按规定对温度计进行校正。

【思考题】

1. 在测定熔点时，若出现下列情况对测定的熔点将有什么影响？为什么？

①加热速度过快；②样品装填不紧密；③熔点管不干净。

2. 在实验中，测得样品 A 的熔点为 120℃，样品 B 的熔点也为 120℃，若将样品 A 和样品 B 等量混合后测得的熔点则为 90~110℃，这是为什么？

（赵旭东）

实验二 沸点测定

【实验目的】

1. 掌握测定有机化合物沸点的原理。

2. 熟悉测定有机化合物沸点的方法。

3. 了解测定沸点对鉴定有机化合物的意义。

【实验原理】

蒸馏是将液体受热变成的蒸气经过冷凝变成液体的过程。在常压下进行的蒸馏称为常压蒸馏。蒸馏是分离和提纯液态有机物的最常用的重要方法之一。

液态有机物受热时,其饱和蒸气压随温度升高而增大,当它的饱和蒸气压与外界压力相等时,液态物质沸腾,此时的温度即为该液态有机物在此外界压力下的沸点。通常所说的沸点,是指在一个大气压(760mmHg)下液体沸腾时的温度。显然,液态有机物对于外界的大气压是相当敏感的。外界压力降低时,沸腾时所需的蒸气压也下降,于是液态物质的沸点降低。在其他压力下的沸点需标明压力。例如,水柱 50mmHg 时,沸点为 92.5℃,可表示为 92.5℃/50mmHg。馏液开始滴出到液体几乎全部蒸出时的温度范围叫作沸程。纯液体有机物在一定压力下具有一定的沸点,沸程很短,一般不超过 1~2℃。混合物则不同,没有固定的沸点,沸程比较长。所以,可以通过沸点的测定来鉴别有机物的纯度,但是,应该指出,具有恒定沸点的液体不一定都是纯有机化合物,因为有机物常与其他组分形成共沸混合物,它们也有一定的沸点。液体不纯时,沸程较长,一般无法确定其沸点。

测定沸点有两种方法:①微量法,以测定熔点装置来进行测定;②常量法,以常压蒸馏装置进行测定。本实验采用常量法测定液体化合物的沸点。

【实验仪器与试剂】

蒸馏烧瓶,蒸馏头,直形冷凝管,接液管,接收瓶,温度计套管,温度计,水浴锅,铁架台,冷凝管夹,玻璃管,橡皮管,酒精灯,双凹夹,沸石,玻璃漏斗,蒸馏水等。

【实验操作】

常压蒸馏和常量法测沸点。

1. 装置　装置采用常压蒸馏装置仪器,见图 2-14。装置由 100mL 圆底蒸馏烧瓶、直形冷凝管、蒸馏头、接液管、温度计套管、接收瓶等组成。温度计通过温度计套管插入蒸馏头上口,其水银球上限与蒸馏瓶支管的底边在同一水平线上。整个装置要求准确端正、排列整齐。

2. 操作　安装完毕后,取下温度计套管,将待测液体(约 30mL)通过玻璃漏斗沿蒸馏瓶壁小心倒入蒸馏瓶中,勿使液体流入支管,加入 2~3 粒沸石助沸,塞上带温度计的套管。再次检查仪器各连接部位是否紧密。常压下蒸馏,接液管处必须保证与大气相通。

由冷凝管下端缓缓通入冷凝水,由上端流出引向水槽。然后开始加热蒸馏,并逐渐升温使之沸腾,通过控制加热方式,让蒸馏速度达到每秒馏出 1~2 滴,当温度计读数恒定时,记录下第一滴馏出液流出时的温度和最后一滴馏出液流出时的温度。即为该液态物质的沸点范围(沸程),纯液体的沸点范围或沸程一般不超过 1~2℃。在整个蒸馏过程中,应使温度计水银球上始终被冷凝的液滴湿润。当温度突然下降或升高时,停止蒸馏。即使杂质含量极少,也不要蒸干,以免发生意外事故。

蒸馏完毕,先停止加热,后切断冷凝水,再小心拆卸仪器。拆卸仪器与安装的程序相反。认真清洗蒸馏瓶内残余物质。

【思考题】

1. 蒸馏时为什么要加沸石？若忘记加沸石，应如何处理？
2. 蒸馏时，加热速度太快或太慢对沸点有何影响？

（蒋启华）

实验三 烃的化学性质

【实验目的】

1. 掌握烃的化学性质。
2. 了解官能团定性实验在鉴定有机化合物中的意义。

【实验原理】

要确定一个有机物的结构，除了通过元素分析可知其元素组成与含量以及测定它的物理常数外，在实际工作中，还经常利用官能团定性实验进行初步鉴定。这种定性实验利用有机分子中各种官能团的特性，与某些试剂作用产生特殊的颜色或沉淀，可将有机化合物分类鉴定。通常，官能团实验操作简便，反应速度快，结果明显。同时有些反应对某一官能团具有专一性。所以，是实验工作中常用的简易鉴别方法。当然，由于有机反应较复杂，具有同一官能团的化合物反应性也不尽相同。因此，在官能团定性实验中例外现象也是常见的。经常需用几种方法来鉴别同一官能团。

无论是进行官能团定性鉴定或验证各类化合物的性质，都应严格掌握试剂的用量和反应条件。否则往往得不到预期的结果，甚至可能产生危险。在实验中，应注意观察各种现象，如颜色的变化、结晶或沉淀生成，气体的放出及气味等。认真做好实验记录。

烷烃分子中含有 C—H 键与 C—C 键，属于饱和的碳氢化合物，在一定条件下，性质相当稳定，不与其他物质如酸、碱、氧化剂等发生反应。但在适当条件下，也能与某些试剂发生反应。

烯烃与炔烃分子中含有碳碳双键与三键，属于不饱和化合物。比较容易发生加成和氧化反应。芳香烃分子中含有苯环等，具有"芳香性"，在一般情况下，较难发生氧化和加成反应，但容易发生取代反应，生成各种取代产物。

【实验试剂】

液体石蜡，环己烷，炔烃，苯，甲苯，浓 H_2SO_4 溶液，铁粉，硝酸银氨溶液，氯化亚铜氨溶液，0.1%高锰酸钾溶液，10%氢氧化钠溶液，2%溴-四氯化碳溶液，蓝色石蕊试纸等。

【实验操作】

1. 烷烃的性质

（1）溶解性：在试管中加 10 滴液体石蜡，另一支试管中加 10 滴苯，然后各加 1mL 水，摇动后观察上述烃是否溶解，比水轻或比水重？

（2）烷烃的稳定性：取干燥试管 4 支，编号后各加 0.5mL 液体石蜡，再分别加浓硫酸、10%氢氧化钠、0.1%高锰酸钾溶液、2%溴-四氯化碳溶液各 0.5mL。摇匀后放在试管架上，观察有何变化？

（3）烷烃在光照下的卤代反应：取 1 支干燥试管，加 0.5mL 液体石蜡，再加 0.5mL 2% 溴-四氯化碳溶液，放在日光下或窗台上，20min 后，观察有何变化？

2. 烯烃的性质

（1）溴-四氯化碳溶液试验：在干燥的小试管中，加 0.5mL 2% 溴-四氯化碳溶液，再加 10 滴环己烯，摇匀后，观察溴的橙红色是否褪去？记录实验结果，写出反应式。

（2）高锰酸钾溶液试验：在小试管中，加 0.5mL 0.1% 高锰酸钾溶液，然后逐滴加约 5 滴环己烯，充分摇匀，观察高锰酸钾的紫色是否褪去？有无褐色二氧化锰沉淀的生成？

3. 炔烃的性质

（1）溴-四氯化碳溶液试验，操作见烯烃相应方法。

（2）高锰酸钾溶液试验，操作见烯烃相应方法。

（3）金属炔化物的生成：取 2 支试管，分别加 2mL 的硝酸银氨溶液和 2mL 的氯化亚铜氨溶液。通入乙炔，或其他含有 C≡C 结构的炔烃。观察溶液有什么变化？有什么沉淀生成？注意：由于生成的炔银和炔铜，在干燥状态下可发生爆炸，实验完毕后，试管中的炔化物应立即用稀硝酸或稀盐酸分解，避免危险。

4. 芳香烃的性质

（1）与高锰酸钾溶液的反应：取 2 支试管，分别用 5 滴苯和 5 滴甲苯，各加 1 滴高锰酸钾溶液，水浴加热至沸，观察现象。

（2）与溴-四氯化碳溶液反应：用 5 滴苯进行试验，操作见烯烃相应方法。

（3）芳香烃的取代反应

1）卤代反应：在干燥小试管中，加 10 滴苯，再加 1mL 2% 溴-四氯化碳溶液，混匀后加少量铁粉，观察有无气体产生，然后把试管放在水浴中温热，观察有无气体放出，用湿润的蓝色石蕊试纸检验气体是否呈酸性，再观察试管内溴的颜色变化。

2）硝化反应：在干燥的大试管中，加 1.5mL 浓硝酸溶液，再加 2mL 浓硫酸溶液（混合时小心勿溅出），仔细混合后，将热的溶液冷却至室温，慢慢滴加约 1mL 苯。在水浴上加热，控制反应温度在 50~55℃。10min 后，把反应混合物倒入盛有 20mL 水的小烧杯中，搅拌、静置，观察并记录生成物的颜色、比重、气味等。

3）磺化反应：在干试管中，加 1mL 甲苯，再加约 3mL 浓硫酸溶液，将试管在水浴中加热并不时振摇。待反应溶液不再分层后，将内容物倒入盛有 20mL 水的小烧杯中，观察现象。

（董　丽）

实验四　醇、酚的化学性质

【实验目的】

1. 掌握醇和酚的鉴别方法。

2. 熟悉醇、酚的某些化学性质及其区别。

【实验试剂】

甲醇,无水乙醇,丁醇,甘油,乙二醇,异丙醇,正丁醇,叔丁醇,1%乙醇溶液,金属钠,酚酞指示剂,10%硫酸铜溶液,5%氢氧化钠溶液,5%重铬酸钾溶液,浓硫酸溶液,浓盐酸溶液,冰醋酸溶液,饱和食盐水,液体苯酚,广泛 pH 试纸,5%硫酸溶液,2%苯酚溶液,饱和溴水,1%间苯二酚溶液,1% α-萘酚溶液,1%三氯化铁溶液,饱和苯酚溶液,5%碳酸钠溶液,0.5%高锰酸钾溶液等。

【实验操作】

1. 醇的性质

(1)溶解性试验:在 3 支试管中,各加 2mL 水,然后分别滴加甲醇、乙醇、丁醇各 10 滴,振摇并观察它们的溶解情况,从而得出适当结论。

(2)活泼氢试验:取 0.5mL 无水乙醇,于干燥试管中,加 1 小粒金属钠,观察现象。有无气体放出?待金属钠完全消失后,加 2mL 水,再滴加 0.1%酚酞指示剂,检查溶液的碱性。

上述反应有时用于醇的定性试验,但必须指出,凡是含有活泼氢的分子都能发生此反应。

(3)多元醇与氢氧化铜的作用:在 1 支小试管中,加 10 滴 10%硫酸铜溶液,然后滴加 4mL 5%氢氧化钠溶液,配成新鲜的氢氧化铜溶液。将此悬浊液分成 3 份,分别加入 2 滴甘油、2 滴乙二醇、2 滴乙醇,比较其结果。

(4)醇的氧化:在试管中加 5 滴 5%重铬酸钾溶液和 1 滴浓硫酸,混匀后,于水浴中微微加热,观察溶液颜色变化,并注意试管口的气味。用异丙醇进行同样的试验,结果如何?

(5)与卢卡斯试剂的作用:在 2 支干燥试管中分别加正丁醇、叔丁醇各 10 滴,然后加 20 滴浓盐酸溶液,振摇后静置。在 5min 内或 1h 后,观察试管中有无浑浊和分层现象。记下变浑和分层的时间。

(6)醇的酯化:于试管中,加 2mL 乙醇和 2mL 冰醋酸溶液,混合后,再加 0.5mL 浓硫酸溶液,混匀后,于 60~70℃水浴中加热 10min。然后,倾入装有 5mL 饱和食盐水的大试管中,观察现象,注意产品气味,写出有关反应式。

2. 酚的性质

(1)酚的酸性:取 2 滴液体苯酚于试管中(注意苯酚有强腐蚀性,不可触及皮肤),加 5 滴水,振摇后用玻璃棒蘸取 1 滴溶液于蓝色石蕊试纸上试验其酸性。在此乳浊液中,滴加 5%氢氧化钠溶液至溶液清亮为止,并说明溶液变清亮原因。然后向清液中滴加 5%硫酸溶液,又有何现象发生?并写出有关反应式。

(2)苯酚与溴水作用:取 2 滴 2%苯酚溶液于小试管中,缓缓滴加饱和溴水,不断振摇,观察有何现象发生。

(3)三氯化铁试验:取小试管 4 支,分别加入 2%苯酚溶液、1%间苯二酚溶液、1%α-萘酚溶液和 1%乙醇溶液各 5 滴,再加 2 滴 1%三氯化铁溶液,观察各种酚所呈现的颜色。

(4)酚的氧化:于试管中,加 5 滴对苯二酚的饱和水溶液,滴加 2 滴 5%的碳酸钠溶液和 2 滴 0.5%高锰酸钾溶液。振摇试管,观察有何变化。并写出反应式。

(赵旭东)

实验五　醛、酮、羧酸及其衍生物的性质

【实验目的】

1. 掌握醛、酮、羧酸及其衍生物的鉴别方法。
2. 了解醛酮、羧酸及其衍生物的理化性质。

【实验试剂】

饱和亚硫酸氢钠溶液,乙醛,丙酮,苯甲醛,20% Na_2CO_3 溶液,10% 氢氧化钠溶液,30% 氢氧化钠溶液,2,4-二硝基苯肼试剂,苯乙酮,托伦试剂,甲醛水溶液,乙醛水溶液,品红试剂,菲林试剂,乙醇,碘-碘化钾溶液,甲酸,乙酸,草酸,刚果红试纸,苯甲酸,10% 盐酸溶液,石灰水,无水乙醇,冰醋酸,浓硫酸溶液,10% 乙酰乙酸乙酯溶液,1% 三氯化铁溶液,饱和溴水,乙酰氯,2% 硝酸银溶液,苯胺,乙酸乙酯,乙酰胺,红色石蕊试纸,10% 硫酸溶液,10% 亚硝酸钠溶液,50% 尿素溶液等。

【实验操作】

1. 醛与酮的化学性质

（1）醛与酮的亲核加成反应

1）与亚硫酸氢钠的加成:在两支小试管中,各加新配制的 1mL 饱和亚硫酸氢钠溶液,分别滴加 0.5mL 丙酮、0.5mL 苯甲醛,剧烈振摇后,在冰箱中冷却或静置几分钟后可观察到白色晶体析出,分别写出反应式。

滤出苯甲醛和亚硫酸氢钠的加成产物(或将上清液倾去),加 1mL 20% Na_2CO_3 溶液,水浴加热,观察现象,嗅其气味。该反应有何意义?

2）与2,4-二硝基苯肼的加成:在 3 支小试管中,各加 1mL 2,4-二硝基苯肼试剂,分别滴加 2 滴丙酮、2 滴苯甲醛、2 滴苯乙酮,摇匀后静置,观察有无晶体析出,分别写出反应方程式。

（2）区别醛与酮的反应

1）与托伦试剂反应(银镜反应):在 3 支小试管中,各加 1mL 托伦试剂,分别加 4 滴甲醛溶液、4 滴乙醛溶液、4 滴丙酮,在水浴(40℃)温热数分钟,观察结果。写出醛被氧化的反应方程式。

2）与菲林试剂反应:取菲林试剂甲液和乙液各 2mL,混匀后,分成两等份,然后再各加 1 滴甲醛和 4 滴丙酮,在沸水浴中煮沸。观察有无红色氧化亚铜沉淀生成。

3）与希弗(品红)试剂反应:在 3 支各装有 1mL 希弗试剂的试管中,分别加 1 滴丙酮、1 滴甲醛、1 滴乙醛。摇动试管,注意观察现象有什么不同。

（3）醛与酮活泼甲基的检验——碘仿反应:于 3 支各装有 2mL 蒸馏水试管中,分别加 0.5mL 乙醛、0.5mL 丙酮和 0.5mL 乙醇,并各滴加 0.5mL 10% 氢氧化钠溶液,再逐渐加入碘-碘化钾溶液。振摇直至碘的浅黄色逐渐消失,有浅黄色沉淀析出为止。若发现沉淀(白色乳浊液不是沉淀),将试管放在 50~60℃ 温水浴中加热数分钟,静置观察,同时注意碘仿的特殊气味。

2. 羧酸的性质

(1) 酸性试验:将 5 滴甲酸、5 滴乙酸、少许草酸分别溶在 1mL 水中,用干玻璃棒分别蘸取相应的酸液在同一条刚果红试纸上,比较各纸条的颜色和深浅程度。

(2) 成盐反应:取约 0.2g 苯甲酸晶体于一盛有 1mL 水的试管中,加 10 滴 10% 的氢氧化钠溶液,振摇并观察现象。

(3) 二元羧酸的受热反应——草酸脱羧:将 1g 草酸晶体放在带有导气管的干燥小试管中,导管的末端插到盛有 1~2mL 饱和石灰水的试管液面之下,加热样品,当有连续气泡发生时观察现象,并写出反应式。

3. 乙酰乙酸乙酯的酮式——烯醇式互变异构现象:取 2mL 10% 乙酰乙酸乙酯溶液于试管中,加 1 滴 1% 三氯化铁溶液,溶液呈紫红色①。向溶液中加 2~3 滴饱和溴水,溶液紫红色消失②。但稍等一会,溶液又重新出现紫红色③。写出上述变化的反应式。

4. 羧酸衍生物的性质

(1) 酰氯的性质

1) 水解作用:于试管中加 2mL 蒸馏水,再加几滴乙酰氯,观察现象。反应结束后在溶液中滴加 2% 硝酸银溶液,观察现象。

2) 氨解作用:于试管中加 5 滴苯胺,小心滴加 3 滴乙酰氯,摇匀后放在冷水中冷却,然后加 3mL 水,摇匀后可观察到析出的乙酰苯胺结晶。

(2) 乙酸乙酯的水解:于试管中加 1mL 乙酸乙酯和 1mL 水,再加 2 滴 30% 氢氧化钠溶液,振摇试管,注意观察酯层和气味的消失。

(3) 酰胺的水解

1) 碱性水解:取 0.1g 乙酰胺和 0.5mL 30% 氢氧化钠溶液于试管中混合均匀,用小火加至沸腾,嗅其气味,并用湿润的红色石蕊试纸在试管口检查产生的气体。

2) 酸性水解:取 0.1g 乙酰胺和 2mL 10% 硫酸溶液于试管中混合均匀,用小火加至沸腾,注意有乙酸气体产生。放冷后,加 30% 氢氧化钠溶液至反应呈碱性,再加热,用红色石蕊试纸检验所产生气体的酸碱性。

(4) 酰胺、尿素与亚硝酸的反应:在一小试管中,加约 0.2g 乙酰胺,1mL 10% 亚硝酸钠溶液和 2 滴冰醋酸,将试管内溶液摇匀,可见有氮气气泡逸出。在另一小试管中,加 6 滴 50% 尿素溶液,10 滴冰醋酸和 2 滴 10% 亚硝酸钠溶液,摇匀后,观察气泡的产生。

(罗杰伟)

实验六　蛋白质的化学性质与核蛋白的组成鉴定

【实验目的】

1. 掌握蛋白质的重要化学性质。

---

① 说明分子中含有烯醇式结构。
② 紫红色消失。因为溴在双键处发生了加成反应,使烯醇式结构消失。
③ 稍等一会又出现紫红色,这说明未作用的酮式-乙酰乙酸乙酯又有一部分转变为烯醇式结构。

2. 了解核蛋白的组成。

【实验试剂】

蛋白溶液,饱和硫酸铵溶液,固体硫酸铵,1%乙酸铅溶液,2%硫酸铜溶液,1%硝酸银溶液,饱和苦味酸溶液,5%乙酸溶液,饱和鞣酸乙溶液,3%磺柳酸溶液,10%三氯乙酸溶液,1%赖氨酸溶液,茚三酮溶液,浓硝酸,10%氢氧化钠溶液,米伦试剂,0.5%苯酚溶液,尿素,红色石蕊试纸,1%硫酸铜溶液,20%氢氧化钠溶液,5%硫酸溶液,水等。

【实验操作】

1. 蛋白质的盐析 取 1.5mL 蛋白质溶液,加等体积饱和硫酸铵溶液(浓度为 50% 饱和),微微摇动试管,使溶液混合均匀后,静置数分钟,球蛋白即析出呈絮状沉淀(如无沉淀可再加少许饱和硫酸铵),用滤纸滤取上清液,滤液中再加固体硫酸铵粉末至不再溶解,析出的即为清蛋白,再加水稀释,观察沉淀是否溶解。

2. 蛋白质的沉淀

(1) 用重金属盐沉淀蛋白质:取 3 支试管,各加 1mL 蛋白质溶液,分别加 3 滴 1%乙酸铅溶液、3 滴 2%硫酸铜溶液和 3 滴 1%硝酸银溶液,观察蛋白质沉淀的析出。

(2) 用有机酸沉淀蛋白质:取 2 支试管,各加 1mL 蛋白质溶液,并加 5%乙酸溶液使之呈酸性(该沉淀反应最好在弱酸中进行)。然后分别滴加饱和苦味酸、饱和鞣酸溶液,直至沉淀产生为止。

用 10%三氯乙酸溶液、3%磺柳酸溶液进行类似实验(用量同前),观察现象。

3. 蛋白质的颜色反应

(1) 黄蛋白反应:于试管中,加 1mL 蛋白质溶液和 10 滴浓硝酸溶液,直火加热煮沸,观察溶液和沉淀颜色。冷却后,再加 20 滴 10%氢氯化钠溶液,观察颜色变化。

(2) 与茚三酮的反应:在两支试管中,分别加 1%赖氨酸溶液和 1mL 蛋白质溶液,分别加 10 滴茚三酮溶液,加热至沸,观察有什么现象?

(3) 与硝酸汞试剂作用——米伦反应(Millon reaction)[①]:在两支试管中,分别加 1mL 0.5%苯酚溶液和 1mL 蛋白质溶液,再各加 1mL 米伦试剂(不可太多),苯酚溶液出现玫瑰红色,而蛋白质溶液加热后出现沉淀,温水浴加热凝固的蛋白质呈砖红色,有时溶液也呈红色。

(4) 蛋白质的双缩脲反应

1) 双缩脲的生成:于干燥试管中,加 0.2~0.3g 尿素,微火加热,尿素熔化并形成双缩脲,放出的氨可用红色石蕊试纸试验。试管内有白色固体出现后,停止加热。

2) 双缩脲反应:上述产物冷却后,加 1mL 10%氢氧化钠溶液,摇匀,再加 2 滴 2%硫酸铜溶液,混匀,观察有无紫色出现。

于试管中,加 1mL 蛋白溶液和 1mL 10%氢氧化钠溶液,再加 1~2 滴 2%硫酸铜溶液共热,由于蛋白质与硫酸铜生成配合物而呈紫红色。

取 1%赖氨酸溶液作对照,观察颜色变化。

4. 核蛋白组成的鉴定

(1) 核蛋白的水解:取 20mL 酵母核蛋白混悬液于离心管中离心分离,弃去上清液,将

---

①米伦试剂是硝酸、亚硝酸、硝酸汞及亚硝酸汞之混合物,能与苯酚及某些酚类起颜色反应。

沉淀转入小烧杯中,加 15mL 5%硫酸溶液,盖上表面皿在水浴上煮沸约 1h(煮沸过程中保持原有体积),水解毕,离心分离,取上层清液做以下检查。

(2)核糖的鉴定:于试管中,加 1mL 20%间苯二酚盐酸溶液,以小火加热至沸,迅速加 5 滴水解液,呈现红色,如红色不明显可再稍加热。

(3)磷酸的鉴定:取 10 滴水解液,置于试管中,加 5 滴 7%钼酸铵溶液和 2 滴浓硝酸溶液,小心于火上加热,即有黄色沉淀生成。

(4)嘌呤与嘧啶的鉴定:取约 4mL 水解液,置于小烧杯中,加入氨水至微碱性,过滤,在滤液中加 1mL 5%硝酸银铵溶液,静置片刻,即有絮状的嘌呤或嘧啶银盐沉淀生成。

(周丽平)

实验七　糖类的化学性质

【实验目的】

1. 掌握糖(单糖、二糖、多糖)的化学性质。
2. 熟悉各类糖的常用鉴定方法。

【实验仪器与试剂】

试管,水浴锅,酒精灯,烧杯,滴管,三角烧瓶,玻璃管,铁架,铁夹等。

2%葡萄糖溶液,2%蔗糖溶液,2%果糖溶液,2%麦芽糖溶液,1%淀粉溶液,20%硫酸溶液,10%氢氧化钠溶液,碘溶液,托伦试剂,费林试剂,本尼迪克特(斑氏)试剂,莫利希(Molish)试剂(α-萘酚的乙醇溶液),浓硫酸溶液,红色石蕊试纸等。

【实验操作】

1. 糖的还原性　样品:2%葡萄糖溶液、2%蔗糖溶液、2%果糖溶液、2%麦芽糖溶液、1%淀粉溶液。

(1)与费林(Fehling)试剂反应:于 5 支试管中,分别加费林试剂 A 溶液和 B 溶液各 0.5mL,混匀,分别滴加 0.5mL 样品溶液,水浴加热,观察并比较其结果。

(2)与本尼迪克特(Benedict)试剂反应:于 5 支试管中,分别加 2mL 本尼迪克特试剂,再分别加 0.5mL 样品溶液,在沸水浴中煮沸 2~3min,取出冷却,观察有无红色或黄色沉淀产生,比较其结果。

(3)与托伦(Tollen)试剂反应:于 5 支试管中,分别加 1mL 托伦试剂,再分别加 1mL 样品溶液,在 60~80℃热水浴中加热数分钟,观察并比较其结果。

2. 糖(二糖、多糖)的水解

(1)蔗糖的水解:于 2 支试管中,各加 1mL 2%蔗糖溶液,然后在 1 支试管中加 2 滴 20%硫酸溶液,将此 2 支试管放在沸水浴中加热约 5min,取出冷却后,加 10%氢氧化钠溶液,使溶液呈碱性(红色石蕊试纸变蓝)。向 2 支试管内各加 5 滴本尼迪克特试剂,再放在水浴上加热,观察有何现象。

(2)淀粉的碘试验和水解

1)淀粉的碘试验:于试管中,加 1mL 淀粉溶液,再加 1 滴碘溶液,观察有何现象?将此试管用直火加热,有何变化? 放冷后蓝色是否重现?

2）淀粉的酸水解:于 50mL 小烧杯中,加 10mL 淀粉溶液,再加 1mL 20%硫酸溶液,在石棉网上用小火煮沸 15min(在煮沸过程中加水保持体积)。取两支试管,各加冷却的 2mL 水解溶液,一支加碘试剂,有何现象? 另一支加 10% 氢氧化钠溶液,使水解溶液呈碱性(红色石蕊试纸变蓝),再加本尼迪克特试剂检验,水浴加热,有何现象?

3. 糖的呈色反应——莫利希试验　样品:2%葡萄糖溶液、2%蔗糖溶液、2%果糖溶液、2%麦芽糖溶液、1%淀粉溶液。

于 5 支试管中,分别加 1mL 样品溶液,再分别加 4 滴新配制的莫利希试剂,混匀,然后把试管倾斜 45°,沿管壁慢慢加 1mL 浓硫酸(注意此时切勿摇动试管),硫酸(下层)和糖溶液(上层)分为两层,观察两层界面处有无紫色环出现。若数分钟内无颜色出现,可在水浴中温热,再观察有何现象。

（张淑蓉）

实验八　有机化合物的元素定性分析

【实验目的】

1. 掌握有机化合物中常见元素的检验方法。
2. 了解元素定性分析的原理和意义。

【实验原理】

元素定性分析的目的在于鉴定某一有机化合物是哪些元素组成的。

在有机化合物中,主要含有碳、氢、氧、氮;其次含有硫、卤素和其他元素如磷、砷、硅等。由于它们组成有机化合物时,大都以共价键相结合,很难在水中电离成相应的离子,因此,要鉴定有机化合物的组成元素,就必须分解它们,使其中的原子转变为无机化合物,再利用无机定性分析的反应来进行鉴定。通常是根据定量分析的结果来判定在有机化合物中是否存在氧。

本实验作碳、氢、氮、硫、卤素的定性分析。

1. 碳和氢的检验　一般是将有机物与干燥的氧化铜粉末混合后加热,使碳被氧化成二氧化碳;将此通入氢氧化钡饱和溶液或石灰水中,生成碳酸钡或碳酸钠的白色沉淀,则说明有碳元素;使氢被氧化成水,冷却时凝成水球附在管壁上,则说明有氢元素。即

$$Ba(OH)_2 + CO_2 \longrightarrow BaCO_3\downarrow + H_2O$$

$$Ca(OH)_2 + CO_2 \longrightarrow CaCO_3\downarrow + H_2O$$

检验这些元素时,通常是将含有这些元素的样品与金属钠加热共熔,使其都变成无机化合物的钠盐,即

$$\text{有机样品(含 C、H、O、N、S、X)} \xrightarrow[\text{钠熔}]{\text{钠}} \begin{cases} NaCN \\ NaCNS \\ Na_2S \\ NaX \\ NaOH \end{cases}$$

2. 氮、硫和卤素的检验

（1）氮的检查：氮元素转变为 CN^-，用生成普鲁士蓝的反应检测。

$$FeSO_4+6NaCN \longrightarrow Na_4[Fe(CN)_6]+Na_2SO_4$$
$$3Na_4[Fe(CN)_6]+4FeCl_3 \longrightarrow Fe_4[Fe(CN)_6]_3\downarrow+12NaCl$$
$$普鲁士蓝$$

（2）硫的检验

1）硫化铅的检验

$$Na_2S+2HAc \longrightarrow H_2S\uparrow+2NaAc$$
$$H_2S+Pb(Ac)_2 \longrightarrow PbS\downarrow+2HAc$$
$$褐色$$

2）亚硝酰铁氰化钠检验

$$Na_2S+Na_2[Fe(CN)_5NO] \longrightarrow Na_3[Fe(CN)_5NOSNa]$$
$$亚硝基铁氰化钠 \qquad\qquad 亚硝酰铁氰化钠（紫红色）$$

（3）卤素的检验：若钠熔法所得的溶液中含有氮、硫的离子时，要检测卤素，必须用稀硝酸酸化，煮沸驱除氰化氢和硫化氢后，再作下列检测。

1）生成 AgX 检验

$$NaX+AgNO_3 \longrightarrow AgX\downarrow+NaNO_3$$
$$白色或黄色$$

2）铜丝火焰燃烧法检验：在火焰上，铜丝燃烧法生成卤化铜（CuX_2），呈现绿色火焰。

3）溴、碘的检验：向酸化煮沸过的试液中加四氯化碳和氯水，如四氯化碳层中呈现紫色则有碘存在，若继续加氯水，紫色渐褪而呈现棕红色则有溴存在。即

$$2I^-+Cl_2 \longrightarrow 2Cl^-+I_2（CCl_4 中呈紫色）$$
$$I_2+5Cl_2+6H_2O \longrightarrow 2IO_3^-+12H^++10Cl^-$$
$$2Br^-+Cl_2 \longrightarrow 2Cl^-+Br_2（CCl_4 中呈棕红色）$$

4）氯的检验：向酸化煮沸过的试液中，加硝酸银溶液使所有的卤离子全部生成卤化银沉淀，然后再加入大量的氨水并滤去不溶物，将滤液酸化后加入硝酸银，如有白色沉淀则有氯存在。即

$$NaCl+NaI+NaBr+3AgNO_3 \longrightarrow 3NaNO_3+AgCl\downarrow+AgBr\downarrow+AgI\downarrow$$
$$AgCl\downarrow+2NH_3+H_2O \longrightarrow [Ag(NH_3)_2]OH+HCl$$
$$HCl+AgNO_3 \longrightarrow HNO_3+AgCl\downarrow$$
$$白色$$

【实验试剂】

蔗糖，氧化铜，饱和石灰水，对氨基苯磺酸，乙醇，氯苯，乙烷，碘仿，溴苯，金属钠，10% $FeSO_4$ 溶液，10% NaOH 溶液，5% $FeCl_3$ 溶液，2% $Pb(Ac)_2$ 溶液，5% $AgNO_3$ 溶液，10% H_2SO_4 溶

液,0.1%氨水溶液,0.5%亚硝基铁氰化钠溶液,稀盐酸溶液,氯水,四氯化碳,稀硫酸溶液,10%HAc 溶液,稀 HNO_3(1∶1)溶液等。

【实验操作】

1. 碳和氢的检验　取 0.1g 蔗糖与干燥过的 2g 氧化铜粉末放在表面皿上充分混均匀,把混均的试料装入干燥试管中,配上装有导气管的软木塞,将试管横夹在铁架台上,管口比管底略低一点,把导气管插入盛有 2mL 澄清的饱和石灰水的试管里,在试管底部先用小火加热,然后用大火加热。

如果在管壁上有水滴出现,则表明样品中含有氢;如果饱和石灰水浑浊即出现了碳酸钙,则表明样品中含有碳。

2. 氮、硫、卤素的检验　取新切绿豆大小的金属钠[①],用滤纸将钠表面上的煤油擦干掉,将钠粒投入一干燥小试管内,用灯焰小心地加热试管底部,使钠熔化,待钠的蓝白色蒸气高达 1.5~2cm 时,移去火焰,立即加入约 0.1g 待测样品,使其直落底部,强热至试管红热时,再加热 1~2min,使其样品彻底分解,停止加热。冷却至室温,加入约 1mL 乙醇,以除去未作用完的金属钠。再加 13mL 蒸馏水,煮沸并用玻璃棒小心搅拌,过滤,用 5mL 蒸馏水洗涤残留物,全部滤液并在一起即得到无色透明或淡黄色澄清溶液,用此溶液做下面的鉴定试验。

(1) 氮的检验:取 2mL 滤液,加数滴 5%氢氧化钠溶液,使溶液呈碱性,再加新配制的 5 滴 5%硫酸亚铁溶液,溶液中若含有硫,则有硫化亚铁黑色沉淀析出。不用过滤,将溶液煮沸,放冷后,加 $2mol \cdot L^{-1}$盐酸溶液,使沉淀溶解,然后加几滴三氯化铁溶液,有普鲁士蓝沉淀析出[②]。

(2) 硫的检验

1) 生成硫化铅的检验:取 1mL 滤液,加 10%HAc 溶液使其酸化,然后加 5 滴 2%乙酸铅溶液,如有褐色沉淀出现,则表明样品中含有硫。

2) 生成亚硝酰铁氰化钠实验:取 1mL 滤液,加 2 滴 0.5%亚硝基铁氰化钠溶液,如有紫红色出现,则表明样品中有硫。

(3) 卤素的检验:取 1mL 滤液,用稀硝酸酸化,在通风橱里煮沸逐去 HCN 和 H_2S(若不含氮、硫,则不用过滤),冷却后加数滴 5% $AgNO_3$,如有白色或黄色沉淀出现,则表明样品中含有卤素。

1) 溴、碘的检验:取 1mL 滤液,用稀硫酸酸化,微沸 1~2min(在通风橱中,如不含氮、硫,则不做此步骤)冷却后,加入 1mL 四氯化碳,逐滴加入新配制的氯水,若四氯化碳层中出现紫色则表示有碘,继续加入氯水,紫色褪去而有棕红色出现则表示有溴。

2) 氯的检验:取 2mL 滤液,用稀硝酸酸化,煮沸(在通风橱中,如不含氮、硫,则不做此步),冷却后,加过量的 $AgNO_3$,使卤化银沉淀完全,过滤,弃去滤液,沉淀用 30mL 蒸馏水洗涤,再与 20mL 0.1%氨水溶液一起煮沸 2min,冷却,过滤,将滤液加硝酸溶液酸化,然后滴加 $AgNO_3$ 溶液,如有白色沉淀或浑浊出现,则表明试料中含有氯。

(李明华)

[①]金属钠保存在煤油中。取用时,不要与手或水接触,用小刀切取时,先切去其外表的氧化物,取有金属光泽的部分。
[②]若溶液呈淡绿色亦表示含氮。

实验九　有机化合物的鉴别实验

【实验目的】

1. 掌握常见有机化合物的分类试验。
2. 熟悉常见的鉴别方法。

【实验原理】

确定一种新发现的有机化合物的分子结构,是一项复杂而艰巨的工作,即使对文献报道过的有机化合物的未知样品(未知物)进行鉴定,也要通过系统的有机定性分析。但在实际工作中常遇见的未知物,可能是某几种中的一种,这就比较简单。常见有机化合物,如果已知一定的范围,则可通过分类试剂(如溶解度试剂、官能团试剂)先进行分类,以便缩小范围,再通过官能团试验,特征性反应进行鉴别。有机化合物的物理性质如沸点、熔点、折光率以及红外光谱等,均能为确认未知物提供详尽的依据。

本实验以烷烃、烯烃、卤烷、醇、醛、酮、羧酸、胺类等八种化合物的鉴别为例,其鉴别流程如下:

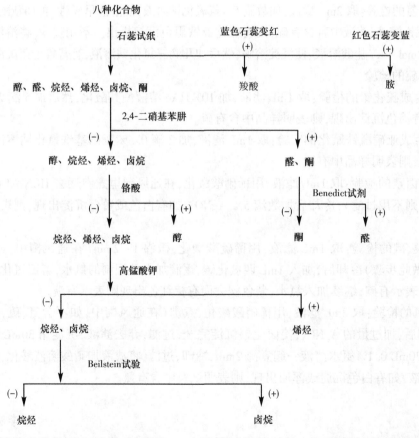

水溶性羧酸能使蓝色石蕊试纸变红。水溶性胺类其碱性一般能使红色石蕊试纸变蓝。酮、醛都含羰基,与2,4-二硝基苯肼(DPNH)溶液作用产生黄色沉淀。脂肪醛与本尼迪克特试剂显阳性反应,酮则不能。醇类多数与铬酸溶液作用后,在 2～3s 内就形成蓝绿色混悬液。烯烃(及其他易氧化物质)会使高锰酸钾溶液的紫色消失并出现棕色沉淀。卤烷在铜丝上于火焰中燃烧会出现绿色火焰(Beilstein 试验)。烷烃在上述的所有试验中均显阴性。

【实验仪器与试剂】

铜丝圈,点滴板,水浴锅等。

乙醛,丙酮,正丁醇,冰醋酸,氯仿,液体石蜡,三乙胺,环己烯,2,4-二硝基苯肼,蓝色石蕊试纸,红色石蕊试纸,95% 乙醇,铬酸酐-硫酸试剂,1% 高锰酸钾溶液,本尼迪克特试剂,水等。

【实验步骤】

1. 酸碱性试验　取 5 滴液体样品或 0.1g 固体样品,加 3mL 水,振摇后,用蓝色石蕊试纸及红色石蕊试纸(或用 pH 广泛试纸)试之,观察颜色变化。

2. 2,4-二硝基苯肼(DPNH)　取 5 滴液体样品或 40mg 固体样品,溶于 1mL 95% 乙醇,再加 1～2 滴 DPNH 试剂,振摇后,放置约 15min,观察有无黄色沉淀出现,或用玻璃棒轻轻摩擦试管壁再观察结果。

3. 铬酸试验　取 5 滴液体样品或 30mg 固体样品,加 1mL 丙酮(作为溶剂)溶解后,再加 10 滴铬酸酐-硫酸试剂,摇动试管,观察 2min 内颜色变化。

阳性结果:伯醇或仲醇在 2s 内形成不透明的蓝绿色混悬液或乳浊液。芳香醛在 20～120s 或更长时间才使试剂变色。如实验中发现溶液仍保持橘黄色或略带黑色,作为阴性结果。

4. 高锰酸钾试验　取 5 滴样品于 1mL 水中,逐滴加 1% 高锰酸钾溶液,观察颜色变化,如紫色褪去再逐滴加 1% 高锰酸钾溶液,直至不褪色为止。计量所加溶液滴数,如反应未立即进行,放置 5min 后再观察。

阳性结果:如能使 1 滴以上的溶液紫色消退,并有棕色二氧化锰沉淀出现,即为阳性结果。含双键、三键的不饱和烃均显阳性。但是易氧化的化合物如醛、芳香醛、酚类、甲酸及甲酸酯也会显阳性结果。醇类液体如含有易氧化杂质时,也会与少量溶液作用。故在实验中需注意逐滴加 1% 高锰酸钾溶液,若只能使第 1 滴溶液褪色,则作为阴性结果。多数纯净醇类在 5min 内不会与高锰酸钾溶液作用,共轭烯烃,带侧链的芳香烃与本实验所用的中性高锰酸钾溶液不加热时不会显阳性。

5. Beilstein 试验　取铜丝圈先在酒精灯火焰上加热至红,并在火焰中无绿色或蓝绿色呈现时,待其冷却后,将少量样品(或未知物)黏附在铜丝圈上,再在火焰边缘上灼烧,观察焰色。

阳性结果:灼烧时可见绿色或蓝色火焰,这是由于卤烷分解生成卤化亚铜(Cu_2X_2)所显焰色(但氟化物不能发生上述反应)。

6. 本尼迪克特试验　取 10 滴样品溶于 2mL 水中,加 2mL 本尼迪克特试剂,在沸水浴上加热,观察有无沉淀及沉淀颜色。阳性结果:脂肪醛类在试验中有橙色或砖红色沉淀生成,为阳性结果。其他化合物如还原糖及 α-羟基酮也会有阳性反应。酮类及芳香醛均显阴性。

(胡雪原)

第二节 综合性实验

实验十 甲基橙的制备

【实验目的】

1. 掌握重氮化反应及其偶联反应的原理。
2. 熟悉重结晶、减压过滤等基本操作。
3. 了解低温反应的基本操作。

【实验原理】

甲基橙是常见的指示剂。它是由对氨基苯磺酸重氮盐与 N,N-二甲基苯胺乙酸盐在弱酸性介质中偶联制得。偶联首先制得的是嫩红色的酸式甲基橙,称为酸性黄,后者碱化后转变为橙黄色的钠盐化合物即甲基橙。其反应历程为

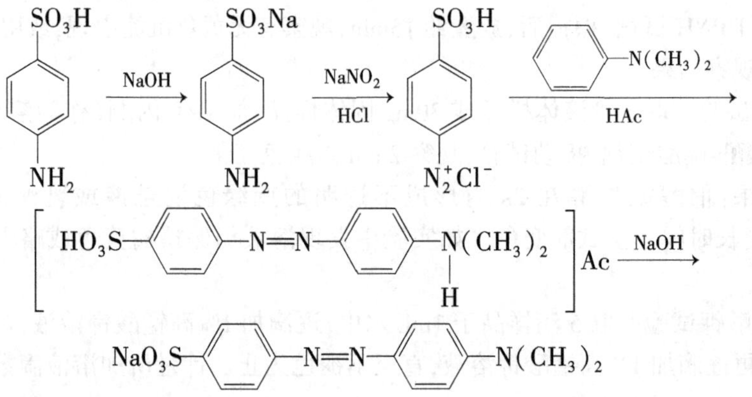

【实验仪器与试剂】

100mL 烧杯,布氏漏斗,抽滤瓶,滤纸等。

对氨基苯磺酸,亚硝酸钠,浓盐酸溶液,1% NaOH 溶液,冰醋酸溶液,5% NaOH 溶液,氯化钠,10% NaOH 溶液,N,N-二甲基苯胺,淀粉-碘化钾试纸,蒸馏水,乙醇,氯仿,冰水等。

【实验步骤】

1. 重氮化反应

(1) 在 100mL 烧杯中,加 10mL 5% NaOH 溶液和 2.1g(0.01mol)对氨基苯磺酸晶体(含两分子结晶水),温热使其溶解,备用。

(2) 取 0.8g(0.011mol)亚硝酸钠,加 6mL 蒸馏水溶解,加上述溶液混合后,将烧杯置于冰盐浴中冷却至5℃以下,边搅拌边滴加稀盐酸溶液①,加酸过程中温度控制在 0~5℃,用淀粉-碘化钾试纸监测反应②,当反应完毕后,在水浴中再放置 15min③。

①取 3mL 浓盐酸溶液,加 10mL 蒸馏水配成稀盐酸溶液。
②亚硝酸可使淀粉-碘化钾试纸显现深蓝色斑点。取出 1 滴反应液以淀粉-碘化钾试纸试之,如试纸立即出现深蓝色斑点,则表示反应液中已有过量亚硝酸存在,即反应已达到终点,则可停止加盐酸溶液。
③以保证反应全部完成。

2. 偶联反应

（1）取 1.3mL（1.2g，0.01mol）N,N-二甲基苯胺和 1mL 冰醋酸，混匀，在不断搅拌下，慢慢加到上述冷却的重氮盐溶液中，加完后，继续搅拌 10min，然后在搅拌下慢慢加 10~20mL 10% NaOH 溶液，直至反应液变成橙黄色。这时反应液应呈碱性，粗制品甲基橙就以细颗粒状沉淀析出。

（2）将反应液在沸水浴上加热使其沉淀的甲基橙溶解后，加研细的 2g 氯化钠，并使其溶解后，冷至室温，再在冰盐浴中冷却，使甲基橙晶体完全析出，减压过滤，依次用少量冰水、乙醇、氯仿洗涤，抽干得晶体（粗品）。

（3）将上述粗品①用 1% NaOH 溶液进行重结晶，待结晶完全析出后，减压过滤，依次用少量冰水、乙醇、氯仿洗涤，压干。得到橙色的小叶片状甲基橙结晶，产量 2.5g（产率为 76%）。

取少量甲基橙晶体溶于蒸馏水中，加几滴稀盐酸溶液，随后用稀氢氧化钠中和，观察颜色变化。

【思考题】

1. 重氮盐的制备为什么要控制在 0~5℃进行？

2. 以淀粉-碘化钾试纸检验反应液中亚硝酸是否过量的原理是什么？

3. 偶联反应为什么在弱酸性介质中进行？

（张淑蓉）

实验十一　乙酰水杨酸的制备

【实验目的】

1. 掌握酰化反应原理和乙酰水杨酸的合成。

2. 熟悉固体有机化合物重结晶的方法和减压过滤等基本操作。

【实验原理】

乙酰水杨酸（又称阿司匹林）为白色结晶，熔点 135℃，为常用解热镇痛药物。

乙酰水杨酸可由水杨酸与乙酸酐反应制备。反应中，水杨酸分子中酚羟基的氢原子被乙酸酐的乙酰基取代，这种反应属于乙酰化反应，为了加快乙酰化反应的进行，常加入少量酸（如浓硫酸或磷酸）作为催化剂。反应式为

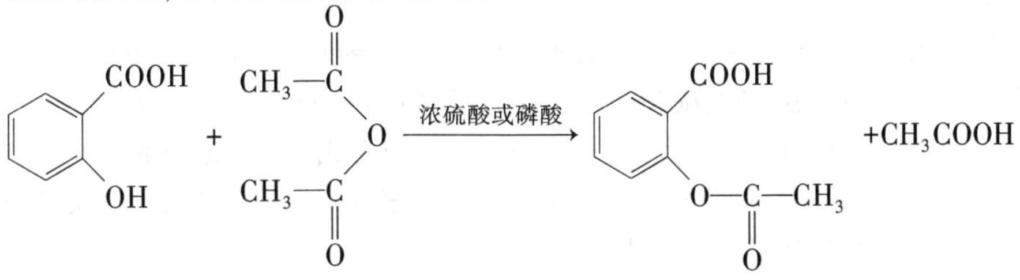

【实验仪器与试剂】

水浴锅，酒精灯，布氏漏斗，抽滤瓶，滤纸，称量纸，台秤，玻匙，大试管（或锥形瓶），50mL

①每克粗品用约 25mL 1% NaOH 溶液溶解。

烧杯,10mL 量筒,25mL 量筒,150℃温度计等。

水杨酸,乙酸酐,95% 乙醇溶液,85% 磷酸溶液,0.1% FeCl₃ 溶液,冰块,冰水等。

【实验步骤】

取 1 支大试管,加 2.1g(0.015mol)水杨酸和 4mL(0.03mol)乙酸酐,再加 7 滴 85% 磷酸溶液,摇匀。置于 80℃水浴中,加热 15min。取出试管,稍冷后,倒入小烧杯中,用少量冰水分 3 次洗涤试管,洗涤液也倒入烧杯中,再在冰水浴中冷却约 5min,以加速晶体析出,减压过滤,用少量冰水洗涤晶体,抽干,得粗品乙酰水杨酸(约 2.5g)。

取少量粗产品溶于 2mL 95% 乙醇溶液中,加 1~3 滴 0.1% FeCl₃ 溶液,观察有何现象?说明什么?(用纯品水杨酸作对照)。

将上述粗品放入盛有 5mL 乙醇溶液的小烧杯中,在水浴上温热(50~60℃)使其溶解(加热时间应尽量短一些,如不溶,则酌加少许乙醇溶液),加少量冰水。冰浴冷却(切勿振摇),待晶体完全析出后,减压过滤,用少量冰水洗涤结晶,干燥,得精制产品乙酰水杨酸(约 2.1g)。

用 0.1% FeCl₃ 溶液再次检查乙酰水杨酸的纯度。

计算乙酰水杨酸的产率:

$$产率 = (实际产量 / 理论产量) \times 100\%$$

【思考题】

1. 前后两次用 0.1% FeCl₃ 溶液检查,其结果说明什么?

2. 在制备过程中应注意哪些问题才能保证有较高的产率?

(李 伟)

实验十二　对氨基苯甲酸的制备

【实验目的】

1. 掌握对氨基苯甲酸的多步合成。

2. 熟悉多步合成有机物的处理。

【实验原理】

对氨基苯甲酸(p-aminobenzoic acid,PABA)是维生素 B₁₀(叶酸)的组成部分。细菌把 PABA 作为组分之一合成叶酸,磺胺药则具有抑制这种化合物合成的作用。

本实验拟采用对甲苯胺为原料,主要涉及三步反应合成对氨基苯甲酸。

第一步反应是保护氨基,将对甲苯胺用乙酸酐处理转变为对甲基乙酰苯胺,以避免在第二步高锰酸钾氧化反应中氨基被氧化。

第二步反应是氧化反应,采用高锰酸钾使对甲基乙酰苯胺中的甲基氧化为相应的羧基。在氧化过程中,紫色的高锰酸盐被还原成棕色的二氧化锰沉淀。鉴于溶液中有氢氧根离子生成,故要加少量的硫酸镁作缓冲剂,使溶液碱性变得不致太强而使酰氨基发生水解。反应产物是羧酸盐,经酸化后可使生成的羧酸从溶液中析出。

第三步反应是酰胺水解,除去起保护作用的乙酰基,此反应在稀酸溶液中很容易进行。

【实验仪器与试剂】

烧杯,布氏漏斗,抽滤瓶,滤纸,称量纸等。

对甲苯胺,乙酸酐,乙酸钠($CH_3CO_2Na \cdot 3H_2O$),硫酸镁($MgSO_4 \cdot 7H_2O$),高锰酸钾,乙醇,浓盐酸溶液,硫酸,氨水等。

【实验步骤】

1. 对甲基乙酰苯胺的制备　在 500mL 烧杯中,用 175mL 水和 7.5mL 浓盐酸溶液,溶解 7.5g 对甲苯胺①,加 8mL 乙酸酐,并立即加预先配制好的乙酸钠溶液,充分搅拌后将混合物置于冰浴中冷却,有白色固体析出,减压过滤,用少量冷水洗涤,干燥,得白色固体即对甲基乙酰苯胺(约 7.5g)。

对甲基乙酰苯胺的熔点为 154℃。

2. 对乙酰氨基苯甲酸的制备　在 600mL 烧杯中,加 7.5g 对甲基乙酰苯胺、20g $MgSO_4 \cdot 7H_2O$ 和 350mL 水,将混合物在水浴上加热至约 85℃。在充分搅拌下,将热的高锰酸钾溶液(20.5g 高锰酸钾溶于 70mL 沸水中)在 30min 内分批加到对甲基乙酰苯胺的混合物中,以免氧化剂局部浓度过高破坏产物。加完后,继续在 85℃搅拌 15min。混合物变成深棕色,趁热用两层滤纸抽滤除去二氧化锰沉淀,并用少量热水洗涤二氧化锰。若滤液呈紫色,可加 2~3mL 乙醇煮沸直至紫色消失,将滤液再用折叠滤纸过滤一次。

冷却无色滤液,加 20%硫酸溶液酸化至溶液呈酸性,此时应生成白色固体,减压过滤,干燥,得白色固体即对乙酰氨基苯甲酸②(5~6g)。

对乙酰氨基苯甲酸的熔点为 250~252℃。

3. 对氨基苯甲酸的制备　取上述的对乙酰氨基苯甲酸③,置于 250mL 圆底烧瓶中,加 18%盐酸溶液,缓缓回流 30min。冷却后,加 30mL 冷水,然后用 10%稀氨溶液中和至石蕊试纸呈碱性,切勿使稀氨溶液过量。每 30mL 最终溶液加 1mL 冰醋酸,充分摇振后置于冰浴中骤冷以引发结晶,必要时用玻璃棒摩擦瓶壁或放入晶种诱导结晶。减压过滤,干燥,得白色固体即对氨基苯甲酸。以对甲苯胺为标准计算累计产率。

对氨基苯甲酸的熔点为 186~187℃。

本实验需 6~8h。

【思考题】

1. 对甲苯胺用醋酐酰化反应中加乙酸钠的目的何在?

2. 对甲乙酰苯胺用高锰酸钾氧化时,为何要加硫酸镁?

3. 在氧化步骤中,若滤液有色,需加少量乙醇煮沸,发生了什么反应?

①若溶液颜色较深,可加适量的活性炭脱色后,过滤,备用。
②未干燥的湿产品可直接进行下一步合成。
③每克对乙酰氨基苯甲酸用 5mL 18%盐酸溶液进行溶解。

4. 在最后水解步骤中,用氢氧化钠溶液代替稀氨溶液中和,可以吗? 中和后加入乙酸的目的何在?

(贾云宏)

实验十三　乙酰乙酸乙酯的制备及鉴定

【实验目的】

1. 掌握乙酰乙酸乙酯的合成原理及方法。
2. 熟悉利用乙酰乙酸乙酯的性质进行鉴定的基本原理。

【实验原理】

含 α-活泼氢的酯在碱性催化剂存在下,能与另一分子酯发生 Claisen 酯缩合反应,生成 β-羰基酸酯,乙酰乙酸乙酯就是通过这一反应来制备的。当用金属钠作缩合试剂时,真正的催化剂是钠与乙酸乙酯中残留的少量乙醇作用产生的醇钠。一旦反应开始,乙醇就可以不断生成并和金属钠继续作用,如使用高纯度的乙酸乙酯和金属钠反而不能发生缩合反应。反应经历了以下平衡过程:

$$CH_3COOC_2H_5 + {}^-OC_2H_5 \longrightarrow {}^-CH_2COOC_2H_5 + HOC_2H_5$$

$$^-CH_2COOC_2H_5 + CH_3-\overset{O}{\overset{\|}{C}}-OC_2H_5 \rightleftharpoons CH_3-\overset{O^-}{\underset{OC_2H_5}{\overset{|}{C}}}-CH_2COOC_2H_5$$

$$\rightleftharpoons CH_3COCH_2CO_2C_2H_5 + {}^-OC_2H_5 \rightleftharpoons CH_3C\!\!=\!\!CHCO_2C_2H_5 + HOC_2H_5$$
$$\overset{|}{O^-}$$

由于乙酰乙酸乙酯分子中亚甲基上的氢比乙醇的酸性强得多($pK_a = 10.65$),最后一步实际上是不可逆的。反应后生成乙酰乙酸乙酯的钠盐,因此,必须用乙酸酸化,才能使乙酰乙酸乙酯游离出来。

$$CH_3C\!\!=\!\!CHCO_2C_2H_5 + HOAc \longrightarrow CH_3COCH_2COOC_2H_5 + NaOAc$$
$$\overset{|}{O^-}Na^+$$

乙酰乙酸乙酯是互变异构现象的一个典型例子,它是酮式和烯醇式平衡混合物,在室温时含 92% 的酮式和 8% 的烯醇式。

两种异构体表现出各自的性质,在一定条件下能够分离为纯的形式。但在微量酸碱催化下,呈现迅速转化的平衡混合物,溶剂对平衡位置有明显的影响。

乙酰乙酸乙酯的钠盐在醇溶液中可与卤代烷发生亲核取代,生成一烷基或二烷基取代的乙酰乙酸乙酯。

$$CH_3C=CHCO_2C_2H_5 \xrightarrow[-NaX]{RX} CH_3COCHCOOC_2H_5 \xrightarrow[-NaX]{R'X} CH_3COCCOOC_2H_5$$

（左式：$O^- Na^+$；中式下标 R；右式上标 R′，下标 R）

取代乙酰乙酸乙酯有两种水解方式,即成酮水解和成酸水解。用冷的稀碱溶液处理,酸化后加热脱羧,发生成酮水解,可用来合成取代丙酮(CH_3COCH_2R 或 CH_3COCHR_2)。

$$CH_3COCHCOOC_2H_5 \xrightarrow{\text{稀 } OH^-} CH_3COCHCOO^- \xrightarrow[\triangle, -CO_2]{H_3O^+} CH_3COCH_2$$

（各式下标 R）

如与浓碱在醇溶液中加热,则发生成酸水解,生成取代乙酸。

$$CH_3COCHCOOC_2H_5 \xrightarrow[H_3O^+]{KOH, C_2H_5OH \quad \triangle} CH_3COOH + RCH_2COOH$$

（左式下标 R）

由于用丙二酸酯可以得到更高产率的取代乙酸,乙酰乙酸乙酯的成酸水解在合成中很少应用。

【实验仪器与试剂】

烧瓶,烧杯,布氏漏斗,抽滤瓶,克氏蒸馏瓶,滤纸,称量纸等。

乙酸乙酯,金属钠,二甲苯,乙酸,饱和氯化钠溶液,无水硫酸钠,2% 溴-四氯化碳溶液等。

【实验步骤】

1. 乙酰乙酸乙酯的合成　　在干燥的 100mL 圆底烧瓶中加 2.5g 金属钠和 12.5mL 二甲苯,装上冷凝管,在石棉网上小心加热使钠熔融。立即拆去冷凝管,用橡皮塞塞紧圆底烧瓶,用力来回摇振,即得细粒状钠珠。稍经放置后钠珠即沉于瓶底,将二甲苯倾出后倒入公用回收瓶(切勿倒入水槽或废物缸,以免引起火灾)。迅速向瓶中加 27.5mL 乙酸乙酯,重新装上冷凝管,并在其顶端装一氯化钙干燥管。反应随即开始,并有氢气泡逸出。如反应不开始或很慢时,可稍加温热。待激烈的反应过后,将反应瓶在石棉上用小火加热(小心!),保持微沸状态,直至所有金属钠几乎全部作用完为止(余少量无碍),反应约需 1.5h。此时生成的乙酰乙酸乙酯钠盐为橘红色透明溶液(有时析出黄白色沉淀)。待反应液稍冷后,在摇荡下加 50% 乙酸溶液,直到反应液呈弱酸性为止(约需 15mL,不要过量太多,为什么?),此时,所有的固体物质均已溶解。将反应物转入分液漏斗,加等体积的饱和氯化钠溶液,用力振摇片刻,静置后,乙酰乙酸乙酯分层析出(哪一层?)。分出产物,用无水硫酸钠干燥滤入蒸馏瓶,并用少量乙酸乙酯洗涤干燥剂。在沸水浴上蒸去未作用的乙酸乙酯,将剩余液移至 25mL 克氏蒸馏瓶进行减压蒸馏(为什么?)。减压蒸馏时须缓慢加热,待残留的低沸物蒸出后,再升高温度,收集乙酰乙酸乙酯,产量约 6g。

乙酰乙酸乙酯沸点与压力的关系如表 4-1:

表 4-1 乙酰乙酸乙酯沸点与压力的关系

压力(mmHg)	760	80	60	40	30	20	18	14	12
沸点(℃)	181	100	97	92	88	82	78	74	71

乙酰乙酸乙酯的沸点为 180.4℃,折光率 n_D^{20} 1.4192。

本实验约需 6~8h。

2. 乙酰乙酸乙酯的性质试验 下列试验表明乙酰乙酸乙酯是酮式和烯醇式互变异构体的平衡混合物。

(1) 三氯化铁试验:于试管中,加 1 滴乙酰乙酸乙酯,再加 2mL 水,混匀后,滴加几滴 1%三氯化铁溶液,振荡,观察溶液的颜色。用 1~2 滴 5%的苯酚溶液和丙酮做对比试验。

(2) 溴的试验:于试管中,加 1 滴乙酰乙酸乙酯,再加 1mL 四氯化碳,在摇荡下滴加 2%溴-四氯化碳溶液,至溴很淡的红色在 1min 内保持不变。放置 5min 后再观察颜色又发生了什么变化。试解释这一变化的原因。

(3) 2,4-二硝基苯肼试验:于试管中,加 1mL 新配制的 2,4-二硝基苯肼溶液,再加 4~5 滴乙酰乙酸乙酯,振荡,观察有何现象。

(4) 亚硫酸氢钠试验:于试管中,加 2mL 乙酰乙酸乙酯和 0.5mL 饱和的亚硫酸氢钠溶液,振荡 5~10min,析出亚硫酸氢钠加成物的胶状沉淀,再加饱和碳酸钾溶液振荡后,沉淀消失,乙酰乙酸乙酯重新游离出来。写出变化的反应式。

(5) 乙酸铜试验:于试管中,加 0.5mL 乙酰乙酸乙酯和 0.5mL 饱和的乙酸铜溶液,充分摇荡后生成蓝绿色的沉淀,加 1mL 氯仿后再次摇振,沉淀消失。解释这一现象。

【注意事项】

1. 乙酸乙酯必须绝对干燥,但其中应含有 1%~2%的乙醇。其提纯方法如下:将普通乙酸乙酯用饱和氯化钙溶液洗涤数次,再用熔焙过的无水碳酸钠干燥,在水浴上蒸馏,收集 76~78℃馏分。

2. 金属钠遇水即燃烧,爆炸,故使用时应严格防止与水接触。在称量或切片过程中应当迅速,以免空气中的水汽侵蚀或被氧化。金属钠的颗粒大小直接影响缩合反应的速度。

【思考题】

1. Claisen 酯缩合反应的催化剂是什么?本实验为什么可以用金属钠代替?

2. 本实验中加 50%乙酸溶液和饱和氯化钠溶液的目的何在?

3. 什么叫互变异构现象?如何用实验证明乙酰乙酸乙酯是两种互变异构体的平衡混合物?

4. 写出下列化合物发生 Claisen 酯缩合反应的产物。
①苯甲酸乙酯和丙酸乙酯;②苯甲酸乙酯和苯乙酮;③苯乙酸乙酯和草酸乙酯。

(甘宗捷)

实验十四 氨基酸的纸色谱

【实验目的】

1. 掌握纸色谱的操作方法。
2. 了解纸色谱的基本原理。

【实验原理】

色谱又可称层析,是一种分离混合物的物理方法。其分离原理是混合物中各组分在两相之间溶解能力、吸附能力或其他亲和作用的差别,使其在两相中分配系数不同,当两相做相对运动时,组分在两相间进行连续多次分配,使各组分达到彼此分离。其中一相是不动的称为固定相,另一相是携带混合物流过此固定相的流体称为流动相。

当流动相含混合物经过固定相时,由于各组分在性质和结构上有差异,与固定相发生作用的大小、强弱也有差异,换言之,在相同流动相下,不同组分在固定相中的滞留时间有长有短,从而按先后不同的次序从固定相中流出。这种借助在两相间分配差异而使混合物中各组分分离的技术方法,称为色谱法。

色谱法有许多类型,从不同角度出发,有以下几种分类法:

1. 按流动相的物态 色谱法可分为气相色谱法和液相色谱法。

2. 按固定相的物态 色谱法可分为气相色谱法、气液色谱法、液固色谱法和液液色谱法等。

3. 按固定相使用的形式 色谱法可分为柱色谱法(固定相装在色谱柱中)、纸色谱法(吸附在滤纸上的水分为固定相)和薄层色谱法(将吸附剂粉末制成薄层作固定相)等。

4. 按分离过程的机制 色谱法可分为吸附色谱法(利用吸附剂表面对不同组分的物理吸附性能差异进行分离)、分配色谱法(利用不同组分在两相中有不同分配系数来进行分离)、离子交换色谱法(利用离子交换原理)和排阻色谱法(利用多孔性物质对不同大小的组分的排阻作用)。

目前,在有机化学实验和药物合成实验中常用的方法主要是薄层色谱法、柱色谱法、纸色谱法、气相色谱法和高效液相色谱法等。下面主要介绍纸色谱法。

纸色谱法是以滤纸为载体,固定相是滤纸纤维上吸附的水分,流动相(通常称为展开剂)一般是指与水相混溶的有机溶剂,样品在固定相水与流动相展开剂之间连续抽提,依靠溶质在两相间的分配系数不同而达到分离的目的。

纸色谱法主要用于分离和鉴定。优点是便于保存结果,既可定性也可定量,对亲水性较强的成分如氨基酸和酚的分离较好。缺点是较费时间。

将待测氨基酸溶于适当的溶剂,点样于一条纸色谱滤纸的一端,然后让展开剂从点样的一端,通过毛细作用向另一端扩展,并携带氨基酸共同向前移动;由于各种氨基酸结构上的差别和溶解性的不同,从而在两相中的分配系数(或溶解度)也不同,氨基酸在两相间连续地反复进行分配,经过一定时间后,它们各自停留在滤纸的不同位置上,从而可以达到分离的目的。当在相同的情况下,用已知氨基酸作对照,则停留在滤纸条上同一位置的氨基酸为同一种氨基酸,即可进行鉴定。

氨基酸是无色的化合物,可与茚三酮反应产生颜色,因此,溶剂自滤纸挥发后,喷上茚三

酮溶液后加热,可形成色斑而确定其位置。茚三酮的显色原理如下:

$$\text{（图）} \quad + R{-}\underset{NH_2}{CHCOO^-} \longrightarrow \text{（图）} + RCHO + NH_3 + CO_2 + 3H_2O$$

$$\text{（图）} O + NH_3 + HO\text{（图）} \longrightarrow \text{（图）}$$

紫色

【实验仪器与试剂】

毛细管,色谱缸,喷雾器,色谱用滤纸(新华 1 号滤纸),铅笔,直尺等。

丙氨酸溶液,亮氨酸溶液,1∶1 丙氨酸亮氨酸混合溶液,展开剂(正丁醇∶冰醋酸∶水
=4∶1.5∶1),0.5%茚三酮溶液等。

【实验步骤】

1. 点样 取 16cm×6cm 的中速色谱滤纸在距离底边 2cm 处用铅笔标记起始线,在起始
线上分别点上标准品及混合样品溶液(样点间距 1cm),点样直径控制在 2~4mm,然后将其
晾干或在红外灯下烘干(注意,切勿动手接触滤纸点样端及中部)。

2. 展开 向色谱缸中加 25mL 展开剂,盖上盖子约 5min(使缸内为展开剂蒸气饱和),
将点样后的滤纸悬挂在缸内(图 4-2)使纸底边浸入展开剂 0.3~0.5cm,待溶剂前沿展开到
合适部位(8~10cm),取出,划出前沿线,见图 4-3。

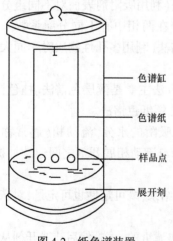

图 4-2 纸色谱装置

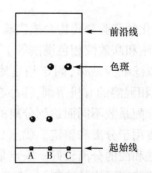

图 4-3 氨基酸纸色谱的示意图

A. 丙氨酸;B. A 和 C 的混合物;C. 亮氨酸

3. 显色 将展开完毕的滤纸,用电吹风吹干,使展开剂挥发。然后,喷上 0.5%的茚三
酮溶液,再用热风吹干,当出现氨基酸的色斑为止。

4. 计算 R_f 值 分别计算丙氨酸、亮氨酸及未知溶液中各成分的 R_f 值。通常用相对比移
值 R_f 表示物质相对距离。

R_f值的大小与物质结构、展开剂系统、滤纸种类、温度、pH、时间等有关。在同样条件下,R_f值只与各物质的分配系数有关。因此,用R_f值来进行比较,就可以初步鉴定出混合样品中的不同物质。

$$R_f = \frac{原点至层析斑点中心的距离}{原点至溶剂前沿的距离}$$

R_f值的参考值:丙氨酸的R_f值为 0.35~0.45;亮氨酸的R_f值为 0.7~0.8。

【思考题】

1. 纸色谱法所依据的原理是什么?
2. 纸色谱法中,为什么样品点样处不能浸泡在展开剂中?
3. 测定R_f值的意义是什么?
4. R_f值常受哪些因素的影响?

(邓　萍)

实验十五　薄层色谱法分离及鉴定有机化合物

【实验目的】

1. 掌握薄层色谱的基本原理及其特点。
2. 熟悉薄层色谱的操作技术。
3. 了解薄层色谱的显色方法。

【实验原理】

色谱法(chromatography),亦称层析法、色谱分析法等,是一种分离和分析的方法,是分离、纯化和鉴定有机化合物的重要方法之一。

色谱法有两相,一相是相对不动的称为固定相,另一相是携带混合物流经固定相的介质,称为流动相。色谱法的基本原理是:混合物各组分在某一物质中的吸附或溶解性能(分配)或其他亲和作用有差异,混合物的各组分在两相中的分配系数不同。当流动相所含混合物经过固定相时,组分在两相间进行连续多次分配,不同组分在固定相中的滞留时间有长有短,从而先后从固定相中流出。

色谱法有许多类型,主要有以下几种分类法:

1. 按流动相的物态　色谱法可分为气相色谱法和固相色谱法。
2. 按固定相的形式　色谱法可分为柱色谱法(固定相装在色谱柱中)、纸色谱法(吸附在滤纸上的水分为固定相)和薄层色谱法(将吸附剂粉末制成薄层作固定相)等。
3. 按两相的物态　色谱法可分为气固色谱法、气液色谱法、液固色谱法和液液色谱法等。
4. 按分离过程的机制　色谱法可分为吸附色谱法(利用吸附剂表面对不同组分的物理吸附性能差异进行分离)、离子交换色谱法(利用离子交换原理)、分配色谱法(利用不同组分在两相中有不同分配系数来进行分离)和排阻色谱法(利用多孔性物质对不同大小的组分的排阻作用)等。

薄层色谱法,又称薄层层析(thin layer chromatography,TLC),是在柱色谱法和纸色谱法基础上发展起来的一种微量、快速而又操作简便的色谱法。与柱色谱法和纸色谱法相比,薄层色谱法具有样品用量少(几到几十微克,甚至 0.01 微克)、分离效率高、灵敏度高、应用面广以及层析后可用各种方法显色等优点。根据分离机制的不同,薄层色谱法又可分为吸附薄层色谱法、分配薄层色谱法及分子排阻色谱法。本实验主要讨论吸附薄层色谱法。

吸附薄层色谱法是将吸附剂(固定相)均匀地涂布于玻璃板或铝箔上形成厚薄均匀的薄层,然后在薄层板上点上试样,在密闭容器中,借助毛细作用,使流动相通过固定相进行展开的一种层析方法。当展开剂在吸附剂上展开时,由于样品中各组分在展开剂中溶解能力和被吸附剂吸附能力的不同,在无数次吸附和解析过程中,吸附能力弱的组分随流动相向前移动速度快,吸附能力强的组分向前移动速度慢,最终在薄层板上产生差速迁移而实现分离。

薄层色谱法在有机化学中的主要用途有以下几个方面:确证两个有机化合物是否相同;测定混合物中的有机化合物数目;监控化学反应的进程;监控柱色谱法中分离有机化合物组分的有效程度。

吸附薄层色谱法的吸附剂最常用的是硅胶和氧化铝。薄层色谱法用的硅胶分为:硅胶 H——不含黏合剂和其他添加剂;硅胶 G——含煅石膏黏合剂。硅胶 HF_{254}——含荧光物质,可于波长 254nm 紫外光下观察荧光。硅胶 GF_{254}——既含煅石膏又含荧光剂等类型。氧化铝也因含黏合剂或荧光剂而分为氧化铝 G、氧化铝 GF_{254} 及氧化铝 HF_{254}。

薄层色谱法一般包括制板、点样、展开、显色和 R_f 值计算等五个步骤。

1. 制板均匀铺有吸附剂薄层的玻璃板叫薄层板。根据固定相吸附剂中是否加黏合剂,薄层色谱法可分为软板和硬板,不加黏合剂的薄板称为软板,加黏合剂的薄板叫硬板。常用的黏合剂有羧甲基纤维素钠(CMC)、煅石膏($CaSO_4 \cdot H_2O$)、淀粉等。一般定性实验中常用的硬板制备有:

(1) 硅胶硬板:取硅胶 G 或 CF_{254} 加适量蒸馏水,调匀,均匀涂布于玻璃片上,使表面均匀光滑且厚度为 0.2~1mm,把铺好的薄层板在室温下晾干(约 30min),再移入烘箱,在 110℃下活化 30min,冷后,备用。

(2) 氧化铝硬板:取氧化铝加适量蒸馏水(若当薄层板不够牢固时,可用 0.8%羧甲基纤维素钠溶液代替蒸馏水),调匀,铺板,晾干后,再移至烘箱内,在 200℃下活化 4h 得Ⅱ级的薄层板;150~160℃下活化 4h 得Ⅲ、Ⅳ级薄层板。

2. 点样　同一薄层板上若需点几个样品时,样品必须点在同一水平线上,每个斑点直径不超过 0.3cm,间距 1~1.5cm 为宜。

3. 展开　将展开剂置于层析缸中盖上盖子,使层析缸内蒸气饱和 5~10min(这是因为当混合剂在薄层上爬行时,沸点较低的和与吸附剂亲和力较弱的溶剂,在薄层两个边缘易挥发,它们在薄层两个边缘处的浓度比在中部的浓度小,也就是说薄层板的两个边缘比中部含有更多极性较强的溶剂。为避免此现象的发生,防止边缘效应。为此,需预先将层析缸用展开剂蒸气饱和。)再将点好样的薄层板放入缸内进行展开。注意:点样斑点必须保持在展开剂液面之上。当展开剂升到薄层前沿(距离顶端 1~1.5cm)或各组分已明显分开时,取出薄层板,标出展开剂的前沿位置,再晾干。

另外,展开剂常常用两种或两种以上溶剂混合而成,其展开效果往往比用单一溶剂的好。

4. 显色 化合物本身有颜色,可直接观察它的斑点。若本身无色,可采用:

（1）紫外灯照射法:主要用于含不饱和键的化合物。如果该物质有荧光,可直接在能发出 254 nm 或 366 nm 波长紫外灯下观察。如果化合物本身没有荧光,但在 254 nm 或 366 nm 波长处有吸收,可在荧光板的底板上观察到无荧光斑点。

（2）碘蒸气法:可用于所有有机化合物。将已挥发干的薄板,放于碘蒸气饱和的密闭容器中显色,许多物质能与碘生成棕色斑点。

（3）碳化法:将碳化试剂如 50% H_2SO_4、50% H_3PO_4、浓 HNO_3、25% 或 70% 高氯酸等于薄层上喷雾,加热,出现黑色碳化斑点。使用该法时的黏合剂等应是无机化合物。

（4）专属显色剂显色法:显色剂专与某些功能团反应,显出颜色或荧光,而揭示出化合物的性质。

5. R_f 值的计算 通常用相对比移 R_f 值表示化合物的位置。

$$R_f = \frac{化合物由原点移动的距离(a)}{展开剂由原点到溶剂前沿的距离(b)}$$

在同一展开条件下,每一种化合物都具有一定的 R_f 值,故可用 R_f 值作为该化合物定性分析的依据。例如,一种未知样品与一种标准品在同一层析条件下进行层析,若两者 R_f 值相同,即可定性认为该未知样品中含有与标准品相同的成分。

本实验进行安息香和二苯乙二酮的薄层色谱法分离及鉴定。安息香和二苯乙二酮的结构式分别如下:

安息香   二苯乙二酮

安息香的化学名称是 2-羟基-2-苯基苯乙酮,淡黄色粉末,熔点 134～138℃。二苯乙二酮的化学名称是 1,2-二苯基乙二酮,黄色针状晶体,熔点 95～96℃。

【实验仪器与试剂】

载玻片,烘箱,烧杯,点样毛细管,层析缸,铅笔等。

硅胶 GF254,1% 安息香对照品溶液,1% 二苯乙二酮对照品溶液,安息香和二苯乙二酮样品溶液,展开剂(石油醚∶乙酸乙酯＝3∶1)等。

【实验步骤】

1. 薄层板的制备 薄层板制备的好坏直接影响色谱的结果。薄层应尽量均匀且厚度要固定。否则,在展开时前沿不齐,色谱结果也不易重复。在烧杯中放入 2g 硅胶 GF254,加入 5～6mL 蒸馏水或 0.8% 的羧甲基纤维素钠水溶液调成浆料。将配制好的浆料倾注到清洁干燥的载玻片上,拿在手中轻轻地左右摇晃,使其表面均匀平滑,在室温下晾干后,于 110℃ 恒温活化 30min,取出,冷却后备用。

另外,也可直接采用商品化的薄层板。

2. 点样 在距薄层板一端 1cm 左右处,用铅笔轻轻画平行线(起始线),并且此平行线四等分,然后用毛细管吸取样品,在起始线的 3 个点上小心点样,斑点直径一般不超过2mm。点样时,应注意垂直地使点样毛细管与薄层板轻轻接触,不可刺破薄层(图 4-4)。若因样品溶液太稀,可重复点样,但应待前次点样的溶剂挥发后方可重新点样,以防样点过大,造成拖尾、扩散等现象,而影响分离效果。几个点样点必须在同一水平线上,距离不能太近(约为 1cm)。

3. 展开 薄层色谱的展开,需要在密闭容器中进行。在层析缸中加入配好的展开溶剂,使其高度不超过 1cm,盖上盖子让层析缸内蒸气饱和 5~10min。将点好的薄层板小心放入层析缸中,点样一端朝下,浸入展开剂中,起始线必须保持在液面之上(图 4-5)。盖好瓶盖,观察展开剂前沿上升到一定高度时取出,尽快在板上标上展开剂前沿位置(图 4-6)。晾干。

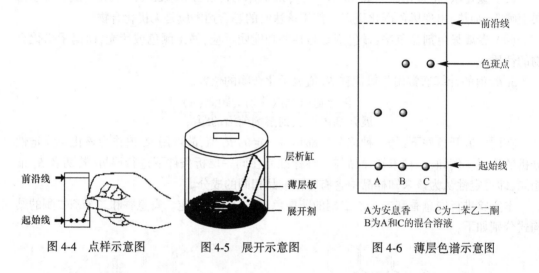

图 4-4 点样示意图　　图 4-5 展开示意图　　图 4-6 薄层色谱示意图

4. 显色 用镊子夹住薄层板在紫外灯 254nm 波长下观察化合物色斑,并用铅笔标出色斑中心。

5. R_f 值的计算 分别计算出安息香和二苯乙二酮的 R_f 值,并鉴定样品中各组分属于何种化合物。

(安息香的参考 R_f 值:约 0.5;二苯乙二酮的参考 R_f 值:约 0.7。)

【注意事项】

1. 制备薄层板所用的载玻片必须表面光滑、清洁。若所用薄层板有油污的部位会发生吸附剂涂不上去或薄层易剥落的现象。

2. 薄层层析时,薄层板的制备要厚薄均匀,表面平整光洁,无气泡。

3. 点样时,样点直径应不超过 2mm,各样点间距 1~1.5cm。

【思考题】

1. 吸附薄层色谱法的基本原理是什么?与纸色谱法有何不同?

2. 薄层色谱法一般有哪些操作步骤?

3. 在薄层色谱法中,主要有哪些显色方法?

(周丽平)

实验十六　血清蛋白醋酸纤维薄膜电泳

【实验目的】

1. 熟悉蛋白质的两性性质。
2. 了解电泳法分离蛋白质的原理及操作方法。

【实验原理】

在外加电场的影响下,带电的胶体粒子或离子在分散介质中做定向移动的现象称为电泳。在电泳过程中,带正电荷的离子向阴极移动,带负电荷的离子向阳极移动。移动速度与带电荷物质或离子的性质有关(如正、负电荷,电量和它本身的质量等)。由于混合物中各组成成分所带电荷的性质、电荷的数量和物质分子量的不同,在相同条件和同一电场的影响下,各带电物质移动的方向和速度便不相同,带电多而分子量小的物质,其移动速度快,带电少而分子量大的物质,其移动速度慢。因此在一定时间内带电物质移动的距离也就各不相同,这样使混合物达到分离的目的。

电泳速度的大小,受一些因素的影响,如缓冲溶液、浓度,样品的性质和用量、滤纸的性质、点样的技术、电泳时放出的热量和空间的温度等因素影响,除上述因素影响外,主要影响因素还有:①离子的迁移率;②电渗;③电场强度;④试样的 pH。为克服上述某些影响因素,本实验采用醋酸纤维(二乙酸纤维素)薄膜为电泳支持物,其具有均匀沫状结构,渗透性强,对分子移动阻力小的特点。

醋酸纤维(二乙酸纤维素)薄膜电泳目前已广泛应用于血清蛋白、血红蛋白、脂蛋白、糖蛋白、核酸、酶的分离提纯以及免疫电泳等。这种方法具有微量、快速、区带清晰、灵敏度高、对样品无拖尾现象和吸附现象等优点。

根据蛋白质的两性性质,可以用电泳法将血清中不同的蛋白质分离。血清中含有数种基本的蛋白质成分(清蛋白和四种球蛋白等),其等电点在 5~7,因此,在 pH 大于其等电点的缓冲溶液中,这些蛋白质分子均带多少不等的负电荷,电泳时,将血清点于醋酸纤维薄膜一端,并通过直流电,蛋白质分子因带负荷,故自负极向正极泳动。在同一 pH 的缓冲溶液中,血清中各种蛋白质所带静电荷不同,分子量不同,因此它们在电场中的移动速度也各不相同,分子量较小而带电荷多者移动速度较快。分子量大而带电荷少者移动速度较慢。所以经过一定时间后可将血清蛋白分为五个区带,即血清蛋白和 α_1、α_2、β、γ 四种球蛋白。

【实验仪器与试剂】

电泳仪,电泳槽,直径15cm 培养皿,国产新华滤纸,镊子,醋酸纤维薄膜(8cm×2cm,浸入巴比妥缓冲液中备用),点样用的橡皮塞等。

巴比妥缓冲液(pH 8.6,离子强度 0.06)的配制:0.83g 巴比妥和 6.38g 巴比妥钠,用蒸馏水溶解后,加蒸馏水稀释至 500mL。

染色液:0.5g 氨基黑 10B;50mL 甲醇;10mL 冰醋酸;40mL 蒸馏水。

漂洗液:45mL 乙醇;5mL 冰醋酸;50mL 蒸馏水。

【实验步骤】

1. **仪器装置** 将电泳仪输出极与电泳槽的白金丝电极相连,在电泳仪正、负极的贮液槽内各注入巴比妥缓冲液至槽容量的 2/3 以虹吸管调整两个贮液槽的液面高度相等。将四层滤纸分别紧贴在正、负极两边的隔板上作为盐桥。

2. **点样** 将已浸透巴比妥缓冲液的薄膜用镊子取出,并夹于滤纸上,轻轻吸去多余的缓冲液。用点样橡皮塞蘸取少量血清,先将橡皮塞在一干净的滤纸上轻轻蘸一下吸去过多的血清,然后在薄膜无光泽面的一端约 1.5cm 处(画有一横线)点样(应粗细均匀)。待血清渗入膜内后,将无光泽面向下紧贴于滤纸桥上(点样端靠近负极),罩上玻璃罩。

3. **通电** 将电泳仪与交流电源接通,电压为 90~120V,电流为 0.4~0.6mA/cm^2,通电 60min 后关闭电源。

4. **染色** 将薄膜取下直接浸于染色液,5~10min 后取出。用漂洗液漂洗 3 次,脱色至背影无色为止。此时即可见到薄膜上有 5 条已染上颜色的蛋白质区带。离点样端最远的为清蛋白,以下顺序为 α_1、α_2、β、γ 4 种球蛋白。

经上述电泳分离的血清蛋白的 5 种成分还可进一步根据颜色的深浅用比色法测出其相对含量。

(何颖娜)

实验十七 葡萄糖旋光度的测定

【实验目的】

1. 掌握有机物旋光度的测定方法。

2. 了解旋光仪测定旋光性物质的基本原理。

【实验原理】

旋光仪是一种观察旋光性物质旋转偏振光角度大小的光学仪器。其主要由以下 4 个部分组成:

1. **钠光灯** 可以产生波长为 589nm 的光源。

2. **起偏镜** 一块固定的尼科尔棱镜,它的功能是将投射进来的光变成平面偏振光。

3. **样品管** 放置待测定样品用。

4. **检偏镜** 一块可旋转的尼科尔棱镜,用于检测被光学活性样品旋转了角度的偏振光,与旋光仪上刻度盘相连显示旋转的角度,即偏振光被旋转角度(α)。旋光仪的测定原理、主要部件及其顺序如图 4-7 所示。

未放旋光性物质时,调节检偏器使能看到最大限度透过的偏振光,在检偏器的刻度盘上读出零点,然后将待测物质盛满测定管,偏振光通过旋光性物质,偏振光被旋转一定角度,因而引起视场的亮度与零点不同,必须将检偏器左旋或右旋一定角度,至现场强度与零点相同,观察刻度盘左旋或右旋的角度,即为被测物质的实测旋光度(以 α 表示)。

旋光度的测定可以用来鉴定光学活性化合物的光学纯度。

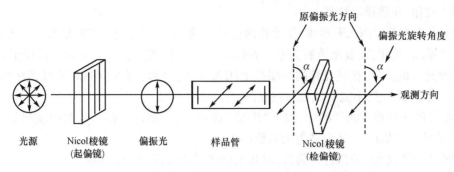

图 4-7　旋光仪测定原理示意图

【实验仪器与试剂】

旋光仪（WZZ-1S 自动指示旋光仪），容量瓶，2dm 旋光测定管，交流电子稳压器（1kVA），移液管，洗耳球，镜头纸，坐标纸等。

葡萄糖（药用），葡萄糖（AR），5%葡萄糖注射液，氨试液等。

【实验步骤】

1. 葡萄糖标准溶液的配制　精密称取适量葡萄糖（AR），用蒸馏水配制每毫升含 0.015g、0.030g、0.045g、0.060g 和 0.075g 葡萄糖的标准溶液 5 份（每份中加相应量的氨试液），摇匀，放置 10min，备用。

2. 葡萄糖溶液的配制　精密称取 5g 葡萄糖（药用），加 40mL 蒸馏水与 1mL 氨试液溶于 50mL 容量瓶中，振摇使葡萄糖溶解，用蒸馏水稀释至刻度，摇匀，放置 10min。溶液应不含有悬浊的尘粒等，否则要进行处理。

3. 葡萄糖标准溶液的测定与绘制标准曲线　将上述 5 种不同浓度的标准溶液，分别装入 2dm 测定管中，在已校正零点的旋光仪上分别测定其旋光度。然后以浓度为横坐标，旋光度为纵坐标，绘制旋光度与浓度标准曲线。

4. 样品中葡萄糖含量的测定　将葡萄糖注射液置于 2dm 测定管中，在已校正零点的旋光仪上测定其旋光度，从标准曲线上查出样品液中葡萄糖含量，并计算葡萄糖（$C_6H_{12}O_6 \cdot H_2O$）的百分含量。

5. 比旋光度的计算　按下述公式计算葡萄糖的比旋光度：

$$[\alpha]_D^{20} = \frac{\alpha \times 198.17}{L \times c \times 180.16}$$

式中，α 是实测的旋光度；L 是旋光管长度 dm（分米）；c 溶液浓度（$g \cdot mL^{-1}$）。

【注意事项】

1. 中国药典规定本品葡萄糖（$C_6H_{12}O_6 \cdot H_2O$）含量应为标示量的 95%~105%。

2. 配制葡萄糖标准溶液时，为使变旋光现象迅速达到平衡，每份溶液应按每毫升中含葡萄糖 0.1g 加入 0.02mL 氨试液的比例，加入相当量的氨试液。

3. 旋光仪零点校正

（1）电源和光源：按下电源按钮，电源指示灯亮，等钠光灯发光稳定（约 15min）后，再按下"光源"按钮,光源指示灯亮。

（2）在旋光管中倒入蒸馏水,勿使管内留有气泡,旋上螺旋盖,使不漏水。放入测试槽中,按下"零点"按钮,使显示读数为零。如果读数不为零,则所测数据必须进行校正。

4. 旋光度的测定:在旋光管的一端拧上帽盖,将管竖起,倒入待测溶液直到注满,将玻片沿管口边小心滑过,不能有气泡封在管内,然后拧上帽盖。

将测定旋光管放入测试槽中,按下"测试"按钮,进行测试。在示数盘中读出旋光度数值,红色数值为左旋(-),黑色数值为右旋(+)。

复测:按下"复测"按钮进行读数,取几次测试平均数作为测定结果。

5. 仪器使用完毕,应关闭电源开关,同时应将各部件擦净,外面用塑料罩罩上,放回原处保存。测试管清洗干净后晾干,放回原盒中,但不得在高温下烘干。

（曹海燕）

实验十八　索氏提取法提取茶叶中的咖啡因

【实验目的】

1. 掌握从茶叶中提取咖啡因的原理和方法以及蒸馏浓缩、焙炒、升华法纯化物质的基本操作。

2. 熟悉索氏提取器的作用和使用方法。

3. 了解咖啡因的理化性质和用途。

【实验原理】

茶叶中含有的生物碱为黄嘌呤的衍生物,有咖啡因、茶碱、可可豆碱等,其中咖啡因的含量为 1% ~ 5%。此外还含 11% ~ 12% 的丹宁(鞣酸)以及色素、蛋白质等。

咖啡因(也称咖啡碱)的化学名称是 1,3,7-三甲基-2,6-二氧嘌呤,其结构式为:

咖啡因

含结晶水的咖啡因为白色针状粉末,味苦,能溶于水、乙醇、丙酮、氯仿等有机溶剂。100℃时失去结晶水,开始升华,120℃时升华相当显著。无水咖啡因的熔点为 235 ~ 238℃。

咖啡因具有刺激心脏、兴奋大脑神经和利尿等作用,因此可用作中枢神经兴奋药。它是复方阿司匹林等药物的组分之一。

本实验采用索氏提取法从茶叶中提取咖啡因,是利用乙醇溶剂的回流和虹吸原理,使咖啡因连续不断地被热乙醇溶剂所提取。乙醇溶剂沸腾时,乙醇蒸气通过提取管的侧管上升,在冷凝管中被冷凝后,滴入套筒,浸润茶叶使咖啡因溶于乙醇中,当套筒内乙醇溶液液面超过虹吸管的最高处时,即发生虹吸,流入烧瓶中。通过多次虹吸回流,从而将咖啡因富集于烧瓶中。提取液经浓缩除去溶剂,升华得到咖啡因。

索氏提取器提取的流程如下：

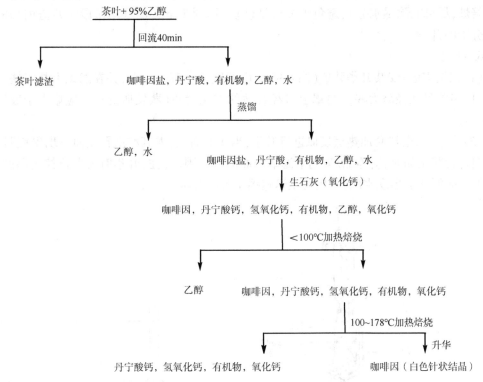

【实验装置】

操作时需注意：索氏提取器(又称脂肪抽取器或脂肪抽出器)为配套仪器(图4-8)，其任一个部件损坏将会导致整套仪器的报废，特别是虹吸管极易折断，所以在安装仪器和实验过程中须特别小心。

【实验仪器与试剂】

索氏提取器，电热套，冷凝管，圆底烧瓶，烧杯，蒸发皿，磁匙，玻璃漏斗，棉花，玻匙，木夹，滤纸，茶叶袋等。

茶叶，乙醇，生石灰(氧化钙)，氢氧化钙等。

【实验步骤】

1. 仪器安装　索氏提取器安装见图4-8所示。仪器的安装顺序是从电热套开始，从下往上；且圆底烧瓶不能与电热套接触，要有一定的距离，以便于采用空气浴均匀加热。

2. 粗提　称取茶叶10g，放入茶叶袋；将茶叶袋放入提取管中，注意茶叶袋不能堵住管口，否则提取液难以进入虹吸管。加入95%乙醇溶液60~70mL，然后加热连续提取，虹吸3次，约40min。

3. 蒸馏浓缩　虹吸3次后，停止加热，稍微冷却后，把装置改为常压蒸馏装置，蒸出大部分乙醇，使瓶内残留乙醇体积约为15mL，停止蒸馏。(注：浓缩萃取液时应残留约15mL乙醇为宜，否则因残液很黏而难于转移，不易倒出造成损失)。

4. 加碱中和　趁热将残余物倾入蒸发皿中，拌入生石灰10g，使成糊状。(注：生石灰作用为中和丹宁酸、吸收水分、避免结块)。

5. 焙炒 将蒸发皿放在电热套上加热,不断搅拌下蒸干呈松散状。(注:压碎块状物,小火焙炒,尽可能除尽水分),避免干燥后结硬块,不利于下一步升华阶段时残渣内部的咖啡因分子的升华。

6. 纯化

(1)仪器安装:安装升华装置(图4-9)。用滤纸罩在蒸发皿上,并在滤纸上扎一些小孔(小孔应多些且孔径略大些),再罩上口径合适的玻璃漏斗(蒸发皿的口径应略大于玻璃漏斗外径)。

(2)升华:用电热套加热蒸发皿进行升华,当滤纸面上(尤其滤纸孔或面下现象更明显)出现白色针状结晶时,暂停加热,刮下滤纸上面的咖啡因。(注:升华时要严格控制温度,若升华开始时漏斗上出现水珠,可用滤纸迅速擦干继续升华。)

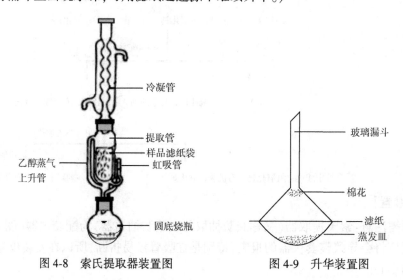

图 4-8 索氏提取器装置图   图 4-9 升华装置图

【思考题】

1. 索氏提取器的原理是什么?

2. 采用索氏提取器时,对包装茶叶末有哪些要求?

3. 蒸馏浓缩提取液时应注意什么?

4. 本实验中使用生石灰的作用有哪些?

5. 本实验为何采用升华法而不是采用重结晶法提纯咖啡因?

6. 简述升华操作对升华法提纯咖啡因品质的影响。

(胡雪原)

实验十九 蛋黄中卵磷脂的提取及鉴定

【实验目的】

1. 掌握从动物组织细胞中提取有效成分的一般原理和方法。

2. 熟悉从蛋黄中提取卵磷脂的操作。

3. 了解卵磷脂水解后的产物,巩固对卵磷脂组成结构的认识。

【实验原理】

卵磷脂,也称磷脂酰胆碱,是一种分布最广的磷脂,主要存在于动物的各种组织细胞内,因最初从蛋黄中提取得到,故称卵磷脂。

蛋黄中的主要成分为蛋白质(20%),脂类(脂肪 20%、卵磷脂 8%、脑磷脂少量),水(50%)。上述各成分在不同的溶剂中有不同溶解性,见表 4-2。

表 4-2 卵磷脂在不同溶剂中的溶解性

	蛋白质	脂肪	卵磷脂	脑磷脂
乙醇	不溶	溶	溶	不溶
氯仿	不溶	溶	溶	溶
丙酮	不溶	溶	不溶	不溶

根据上表中所列各成分的溶解性不同,用乙醇作溶剂提取,可将脂肪、卵磷脂与其他成分分离,利用卵磷脂不溶于丙酮的性质则又可将卵磷脂与脂肪分开。其操作流程如下:

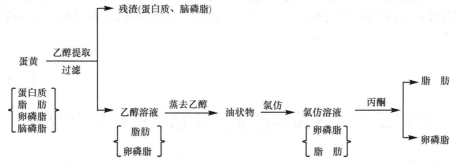

卵磷脂属于类脂,具有酯的结构。在碱性条件下,卵磷脂可水解得到甘油、脂肪酸、磷酸和胆碱。

脂肪酸在碱性溶液中生成肥皂,酸化后析出游离脂肪酸,遇 Pb^{2+} 形成脂肪酸铅盐白色沉淀。

甘油与氢氧化铜反应,生成深蓝色甘油铜溶液。

胆碱遇克劳特试剂(由碱式硝酸铋与碘化钾组成)生成红色沉淀。

磷酸可用生成磷钼酸铵黄色沉淀进行检查。

【实验仪器与试剂】

研钵,蒸发皿,布氏漏斗,抽滤瓶,玻璃漏斗,玻璃棒,试管夹,水浴锅等。

95%乙醇溶液,氯仿,丙酮,10%氢氧化钠溶液,5%硫酸铜溶液,钼酸铵试剂,克劳特试剂,浓硝酸,浓硫酸,10%乙酸铅溶液,蓝色石蕊试纸,熟鸡蛋黄 1 个,水等。

【实验步骤】

1. 卵磷脂的提取

(1)取 1 个熟的鸡蛋黄,置于研钵中研细,加 15mL 95%乙醇溶液,研磨,搅拌均匀。减压过滤,收集滤液。将漏斗的残渣移入研钵内,加 15mL 95%乙醇溶液,研磨,过滤(滤液应完全透明),将两次滤液合并于蒸发皿内。

（2）将蒸发皿置于沸水浴上蒸去乙醇,至干,得到黄色油状物。

（3）冷却后,加入 2~3mL 氯仿,搅拌使油状物溶解。

（4）在搅拌下慢慢加入 10~15mL 丙酮,即有卵磷脂析出,搅动使其成团黏附于玻璃棒上,溶液倒入回收瓶内。

2. 卵磷脂的水解及其组成鉴定

（1）卵磷脂的水解:取 1 支干净试管,加入提取的卵磷脂和 5mL 10% 氢氧化钠溶液,放入沸水浴中加热 10min,并用玻璃棒搅拌,使卵磷脂水解。冷却后,在玻璃漏斗中用棉花过滤,得滤液(供以下检查用)。

（2）脂肪酸的检查:取棉花上沉淀少许,加 5mL 水,搅拌,有无泡沫生成?过滤,得滤液,以浓硝酸酸化后加数滴 10% 乙酸铅溶液,观察有何现象?

（3）甘油的检查:取小试管 1 支,加 1 滴 5% 硫酸铜溶液,2 滴 10% 氢氧化钠溶液,振摇,有氢氧化铜沉淀生成。加水解液,沉淀溶解后,得深蓝色甘油铜溶液。

（4）胆碱的检查:取 1mL 滤液,加浓硫酸中和(以蓝色石蕊试纸检查),加克劳特试剂 1 滴,有砖红色沉淀生成。

（5）磷酸的检查:取 1 支干净试管,加 10 滴滤液和 5 滴 95% 乙醇溶液,用硝酸酸化,加 1mL 钼酸铵试剂,观察有何现象产生?最后直接用火加热 5~10min,观察有无黄色磷钼酸铵沉淀生成?

(李 伟)

实验二十 大黄中蒽醌类化合物的提取及鉴定

【实验目的】

1. 掌握提取及分离大黄中蒽醌类化合物的原理和方法。

2. 熟悉分步结晶的方法。

【实验原理】

大黄为常用中药,含有羟基蒽醌类化合物,有致泻和抗菌作用。大黄中的羟基蒽醌是以糖苷的形式存在,其总量约 2%~5%,也可高达 9%,其中有较少量的游离羟基蒽醌。大黄中的羟基蒽醌主要有下列 5 种(表 4-3)。

表 4-3 大黄蒽醌的结构与物理性质

大黄蒽醌的基本结构	R_1	R_2	名称	颜色与晶形	熔点(℃)
	H	CH_3	大黄酚	金黄色小叶状结晶	196
	CH_3	OH	大黄素	橙色针状结晶	256~257
	CH_3	OCH_3	大黄素甲醚	砖红色针状结晶	207
	H	CH_2OH	芦荟大黄素	橙色细针状结晶	216~220
	H	COOH	大黄酸	黄色细针状结晶	318~320

提取大黄中羟基蒽醌类化合物时一般将生药用有机溶剂(如氯仿、苯等)和 20% 硫酸回流,使糖苷首先水解,所生成的羟基蒽醌转入有机溶剂层中,然后以碳酸氢钠、碳酸钠及氢氧化钾溶液振摇,使其分别溶于各种碱溶液中,再分别酸化,即可分别析出结晶。

【实验仪器与试剂】

250mL 圆底烧瓶,蒸馏头,直形冷凝管,接液管,接收瓶,温度计套管,温度计,水浴锅,铁架台,冷凝管夹,玻璃管,橡皮管,酒精灯,双凹夹,沸石,玻璃漏斗,药棉,分液漏斗,硅胶 G,薄层色谱板,毛细管,层析缸等。

大黄粗粉,20% 硫酸溶液,2.5% 碳酸氢钠溶液,2.5% 碳酸钠溶液,0.5% 氢氧化钾溶液,5% 氢氧化钠与 2% 氨水的混合液,1% 乙酸镁乙醇液,1% 三氯化铁溶液,浓硫酸溶液,盐酸,乙醇,苯,石油醚,正己烷,甲酸乙酯,甲酸,甲醇等。

【实验步骤】

1. 蒽醌的提取 取 25g 大黄粗粉,置于 250mL 圆底烧瓶中,加 30mL 20% 硫酸和 100mL 苯,于水浴上加热回流 1.5h。用药棉过滤,其残渣加 15mL 20% 硫酸和 75mL 苯,再回流 30min(可多次),用药棉过滤苯提取液。合并苯提取液转移于 250mL 圆底烧瓶中,在水浴上蒸馏浓缩至 10~15mL,即得棕红色总游离羟基蒽醌的苯提取液。

2. 羟基蒽醌的分离

(1) 大黄酸的分离:将红棕色总游离蒽醌的苯提取液置于 500mL 分液漏斗中,加 2.5% 碳酸氢钠水溶液 30mL、20mL 提取两次,合并两次提取液(红色),用盐酸调至 pH=2,即有黄色沉淀析出,过滤即得大黄酸。

(2) 大黄素的分离:将上步经 2.5% 碳酸氢钠溶液提取后的苯溶液置于 500mL 分液漏斗中,加 2.5% 碳酸钠水溶液 30mL、20mL 提取两次,合并两次提取液(紫红色),用盐酸调至 pH=2,即有黄色沉淀析出,过滤即得大黄素。

(3) 芦荟大黄素的分离:将上步经 2.5% 碳酸钠水溶液提取后的苯溶液置于 500mL 分液漏斗中,加 0.5% 氢氧化钾水溶液 30mL、20mL 提取两次,合并两次提取液(紫红色),用盐酸调至 pH=2,即有黄色沉淀析出,过滤即得芦荟大黄素。

(4) 大黄酚及大黄素甲醚的分离:上步经 0.5% 氢氧化钾水溶液提取后的苯溶液,蒸去苯溶剂,可得少量黄棕色固体,即为大黄酚及大黄素甲醚,二者可采用柱色谱法进一步分离。

3. 羟基蒽醌类的检查 将分离得到的蒽醌分别溶于乙醇溶液中,做以下检查试验。

(1) 取 1mL 乙醇溶液,加数滴碱液(5% 氢氧化钠与 2% 氨水的混合液),颜色加深或呈红色,则表明是蒽醌类。

(2) 取 1mL 乙醇溶液,加数滴浓硫酸,呈红色或紫红色,则表明是蒽醌类。

(3) 取 1mL 乙醇溶液,加 3 滴 1% 乙酸镁乙醇液,呈红色,则表明是蒽醌类。

(4) 取 1mL 乙醇溶液,加 3 滴 1% 三氯化铁溶液,呈红色,则表明为酚羟基蒽醌。

4. 薄层色谱法分离大黄酸、大黄素、芦荟大黄素、大黄酚及大黄素甲醚。

制板:用硅胶 G 湿法铺制 1mm 的薄层色谱板,在 110℃ 下,活化 30min(备用)。

点样:用毛细管(或点样器)在已活化好的色谱板上点加大黄提取液,同时点加大黄酸、大黄素、芦荟大黄素、大黄酚及大黄素甲醚标准晶作对照。

展开:薄板展开 10cm,结果如表 4-4。

表 4-4 蒽醌在不同展开剂中的展开与显色情况

蒽醌的名称	展开剂(R_f)		显色情况	
	①	②	日光	氨蒸气
大黄酚	0.67	0.89	黄	红
大黄素甲醚	0.58	0.89	黄	橙红
大黄素	0.24	0.70	红	橙红
芦荟大黄素	0.17	0.60	黄	红
大黄酸	0.17	0.62	黄	红

展开剂：①石油醚-正己烷-甲酸乙酯-甲酸（1∶3∶1.5∶0.1）加蒸馏水 0.5mL 振摇，取上层为展开剂。②苯-甲酸乙酯-甲酸-甲醇（3∶1∶0.05∶0.2）加蒸馏水 0.5mL 振摇，分取上层液为展开剂。

【思考题】

1. 羟基蒽醌类的提取、分离依据是什么？

2. 薄层色谱法操作过程中应注意什么事项？影响 R_f 大小的因素有哪些？

【注意事项】

苯、乙醚、丙酮等有机溶剂均易燃，操作时必须严格注意安全。

（罗美明）

实验二十一 有机分子模型

【实验目的】

1. 掌握环己烷及其衍生物的椅式构象，顺反异构体构型的表示方法。

2. 熟悉对映异构体费歇尔（Fischer）投影式的投影方法及其构型标记的表示方法。

3. 了解有机分子的构象和构型。

【实验原理】

在有机化学中，采用有机分子模型可形象而直观地表现有机分子中各原子间的连接方式和排列方式，对于深入学习有机分子结构和性质的关系，理解有机分子立体化学结构具有重要的意义；对于有机物分子、生物大分子和药物分子的化学结构将有更深入的认识与理解。在药物中，立体结构与生物活性密切相关，特别是含有手性中心的药物，其对映体之间的生物活性往往有很大的差异。例如，左旋氯霉素有抗菌作用，而右旋氯霉素可导致：①抑制骨髓造血功能；②灰婴综合征。近年来，人们对对映体之间的药效有了长足的认识，以单一对映体供药用已引起各方面的重视，并且规定含有手性中心的新药将制成单一对映体药物进行药效研究。为此，了解、熟悉和掌握有机分子模型是十分必要的。

常用的有机分子模型有两种：凯库勒（KeKule）模型和斯陶特（Stuart）模型。

KeKule 模型采用大小及颜色不同的圆球表示各种原子。通常用黑球表示碳原子，黄球表示氢原子，绿球表示氯原子，红球表示氧原子，蓝球表示氮原子等。

在碳原子小球上，按各原子形成共价键的标准键角方向钻孔，两原子间的化学键用小木棍或弹簧(便于弯曲)连接来表示。一根木棍表示两原子间以单键结合;两原子间形成双键则用两根弹簧相连。通过各种球和棒的组合,可组成各种有机分子的立体模型。所以,该模型通常称球棍模型。

KeKule 模型由于未按各原子实际的大小和键长制作,故该模型显示的是有机分子的近似真实立体形象,而不是有机分子的真实形象。例如,二氯甲烷分子,实际形象不是中间一个圆球,外接四个圆球。这是该模型的不足之处。但是,KeKule 模型的优点是使用方便,连接方式清晰,在学习立体化学有关问题上有着广泛的用途。

Stuart 模型,也称为比例模型或球缺模型,是按分子中各种原子半径、键长与键角的一定比例放大(一般为 1∶2 亿)制成。例如,甲烷的 Stuart 模型是由其饱和碳原子(sp^3 杂化)与四个氢原子半径相互切去的球缺构成。它能较真实地反映有机分子的立体形象及其各原子间的相对位置。

目前,以上两种模型在教学、科研中都是必不可少的工具模型。

【实验仪器】

KeKule 模型,Stuart 模型。

【实验内容】

1. 烷烃的模型

(1)用 KeKule 模型和 Stuart 模型组成甲烷模型,了解碳原子的正四面体结构。通过二氯甲烷模型说明二氯甲烷的几种结构式写法,实际上是同一物质。

甲烷的KeKule模型　　　　　　　　　甲烷的Stuart模型

(2)组成乙烷(C_2H_6)、乙烯(C_2H_4)、乙炔(C_2H_2)的分子模型。比较碳原子的 sp^3、sp^2、sp 杂化键角的不同,注意分子中各原子相对位置的特点,特别是乙烯分子中各碳原子的共平面性。

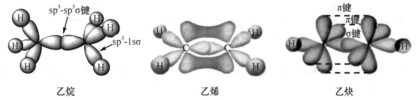

乙烷　　　　　　　乙烯　　　　　　　乙炔

(3)观察由 Stuart 模型组成的乙烷、乙烯、乙炔分子模型。

(4)乙烷的构象

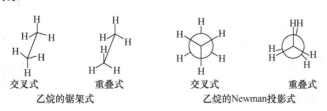

交叉式　　　　重叠式　　　　　交叉式　　　　重叠式

乙烷的锯架式　　　　　　　乙烷的Newman投影式

用 KeKule 模型构建乙烷,通过碳碳单键的旋转,了解乙烷分子的交叉式构象、重叠式构象。并回答:①什么是构象?②画出乙烷分子稳定构象的 Newman(纽曼)投影式。③画出乙烷分子不稳定构象的 Newman 投影式。④乙烷分子构象之间的转变是通过哪种运动形式引起的?⑤画出乙烷分子上述构象变化的能量变化曲线。

(5)丁烷

1)用 KeKule 模型构建丁烷(C_4H_{10})的两种异构体,认识直链、支链烷烃的空间形象。

2)正丁烷的构象(表4-5)。

用 KeKule 模型构建正丁烷,通过 C_2 与 C_3 单键的旋转,表示出正丁烷的四种典型构象。并且画出它们的纽曼投影式。

表 4-5   正丁烷的四种典型构象

序号	构象名称	锯架式	Newman 投影式	能量	备注
1	对位交叉式			0.21kJ/mol	1. 最稳定构象(优势构象) 2. 有对称中心
2	部分重叠式			14.6kJ/mol	没有对称因素
3	邻位交叉式			3.7kJ/mol	没有对称因素
4	全重叠式			19.2kJ/mol	1. 最不稳定构象 2. 有对称面

2. 芳香烃

(1)苯分子的模型:用 KeKule 模型构建苯分子的模型。通过模型了解苯分子中六个碳原子和六个氢原子的共平面。

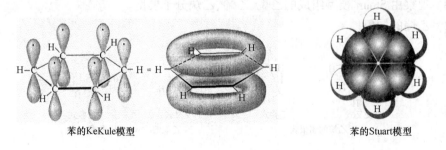

苯的KeKule模型   苯的Stuart模型

（2）观察苯的其他分子模型，包括 Stuart 模型，进一步了解苯分子中大 π 键的形成、共轭体系的特点。

（3）用 KeKule 模型观察二甲苯可能有几种异构体？它们有无立体异构体？为什么？

3. 环己烷及其衍生物的构象

（1）环己烷的构象：采用 KeKule 模型构建环己烷的椅式构象式与船式构象式。

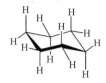

环己烷的椅式构象式　　　　环己烷的船式构象式

1）取环己烷的椅式模型，沿着任一碳碳单键方向观察：

A. 这些碳原子之间的价键是交叉式还是重叠式？

B. 逐一找出模型中的六个 e 键（平伏键）和六个 a 键（直立键）。

C. 画出环己烷的椅式构象式，标出 a 键和 e 键。

D. 仔细旋转并扭动碳碳单键，由一种椅式构象式转变成另一种椅式构象式。

2）取环己烷的船式模型，设船头为 C_1，船尾为 C_4，沿 C_2—C_3 键与 C_5—C_6 键的方向观察：

A. 这两组碳原子间的价键是交叉式构象还是重叠式构象？

B. C_1—C_4 碳原子上的两组 C—H 键排列情况。

C. 为什么椅式环己烷比船式环己烷稳定？

（2）1,2-二氯环己烷的构象：采用二个绿球代替椅式环己烷模型中的 1,2-两个氢原子，注意：

1）若两个绿球都在 a 键上，画出它的构象式。

2）若两个绿球都在 e 键上，画出它的构象式。

3）若一个绿球在 a 键，一个绿球在 e 键，画出它的构象式。

请回答：上述三种构象中，哪一种构象式是最稳定构象？哪两种构象式之间可以通过单键旋转扭动互相转化？将上述构象式用顺式或反式加以命名。

（3）观察顺式十氢萘和反式十氢萘的分子模型，并注意两个椅式环己烷的稠合。观察稠合碳原子上两个氢的相对位置。

4. 顺反异构现象

（1）1,2-二氯乙烯的模型：采用 KeKule 模型构建 1,2-二氯乙烯（CHCl＝CHCl）。可以构建几种模型？这些模型能否完全重合？写出他们的结构式并予以命名。顺反异构现象产生的条件是什么？

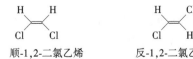

顺-1,2-二氯乙烯　　　　反-1,2-二氯乙烯

（2）顺-丁烯二酸与反-丁烯二酸的模型：采用 KeKule 模型构建顺-丁烯二酸与反-丁烯二酸。指出反-丁烯二酸为什么不容易分子内失水形成酸酐？

顺-丁烯二酸   反-丁烯二酸

5. 旋光异构现象

（1）手性碳原子：一般而言，与四个不同原子或基团连接的碳原子称为手性碳原子。即一个黑球（碳原子）通过单键连接红、黄、绿和黑四种不同颜色小球（原子或基团），构建含有手性碳原子的分子模型。

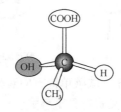

1）观察分子模型中有无对称面？对称中心？

2）另取一黑球，同样通过单键连接红、黄、绿、黑四种颜色的小球。同时，让构建的分子模型与前者呈实物与镜像的关系。

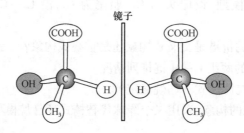

观察这两个模型是否完全重合？它们是同一物质吗？在旋光异构现象中，具有上述实物与镜像关系的两种物质称为对映异构体。

3）用黄球代替上述两个模型中的绿球，观察两个模型有无对称面？这样构建的两个模型是否完全重合？它们是同一物质或对映体吗？

（2）乳酸的对映体：在中心碳原子上，连接四个颜色不同的小球，分别代表—COOH（红）、—OH（绿）、—CH₃（黑色）、—H（黄），构建乳酸的一对对映体模型。

1）按费歇尔投影式规则（要点有三：第一是将碳链竖起来，把氧化态较高或命名时编号最小的碳原子放在最上端；第二是竖线与横线的交点代表手性碳原子；第三是横前竖后，即与手性碳原子相连的两个横键伸向前方，两个竖键伸向后方）将上述模型写成乳酸对映体的费歇尔投影式。仔细观察模型与投影式的空间关系。

2）在上述模型中，任取两种不同颜色的小球交换连接位置。观察重新构建分子模型是否为同一物质？和它的对映体比较，得出相应的结论。

3）在纸平面上旋转费歇尔投影式，会影响该投影式所代表的结构吗？例如，在纸面上旋转 $90°$ 后得到的分子模型是前者的对映体吗？

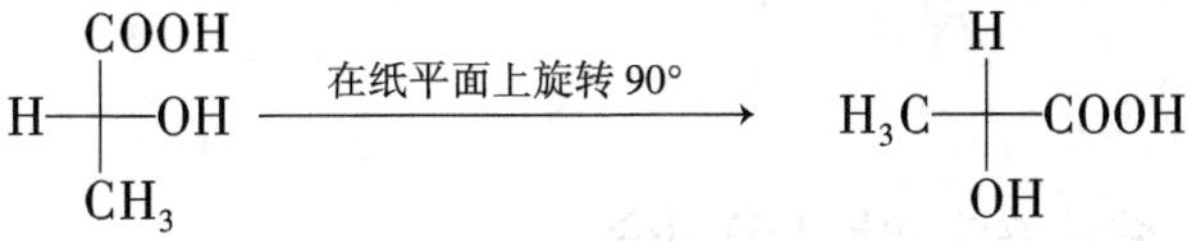

$$\begin{array}{c}\text{COOH}\\ \text{H}-\!\!\!\!\overline{}\!\!\!\!-\text{OH}\\ \text{CH}_3\end{array}\quad\xrightarrow{\text{在纸平面上旋转 }90°}\quad\begin{array}{c}\text{H}\\ \text{H}_3\text{C}-\!\!\!\!\overline{}\!\!\!\!-\text{COOH}\\ \text{OH}\end{array}$$

若旋转 180°后,能得到与原分子模型相同的分子吗?

（3）非对映体与内消旋体

采用红、绿、黑和黄四种颜色的小球,分别代表—COOH、—OH、—CH$_3$ 和—H,构建酒石酸的分子模型。

1）构建两种具有旋光性的酒石酸模型,它们之间是对映体关系。

2）再构建无旋光性的酒石酸,它为内消旋体。观察该分子模型的对称面。

3）内消旋酒石酸与旋光性酒石酸之间称为非对映体。画出它们的费歇尔投影式。

（4）R、S 系统命名法

在一个碳原子上连接四个不同颜色的小球,构建含有手性碳原子的分子模型。

1）若用绿球表示—OH,红球表示—CHO,黑球表示—CH$_2$OH,黄球表示 H,可构建两种甘油醛分子模型,让它们呈实物与镜像的关系。

2）在上述两模型中,把黄球 H 放在离眼睛最远处,观察其余三种球的排列方法。注意绿球、红球和黑球排列方式有两种:顺时针方向与反时针方向。

3）甘油醛分子中手性碳原子上的四个原子或基团大小顺序如何排列?

4）用模型表示 R-甘油醛和 S-甘油醛,写出它们各自的费歇尔投影式。

（孙立力）

第5章　创新性实验

实验一　黄连中黄连素的提取

【实验目的】

1. 掌握回流法从黄连中提取黄连素的原理。
2. 熟悉索氏提取器的基本操作。
3. 了解回流法提取的特点。

【实验原理】

黄连为我国名产药材之一,抗菌力很强,对急性结膜炎、口疮、急性细菌性痢疾、急性胃肠炎等均有很好的疗效。黄连中含有很多生物碱,主要有效成分为小檗碱(又称黄连素),尚含有黄连碱、甲基黄连碱、棕榈碱和非洲防己碱等。随野生和栽培及产地不同,黄连中黄连素的含量约为4%~10%。含有黄连素的植物很多,如黄柏、三颗针、伏牛花、白屈菜、南天竹等均可作为提取黄连素的原料,但以黄连和黄柏含量为高。

黄连素是黄色针状晶体,微溶于水和乙醇,较易溶于热水和热乙醇中,几乎不溶于乙醚。黄连素多以季铵碱存在,其结构为:

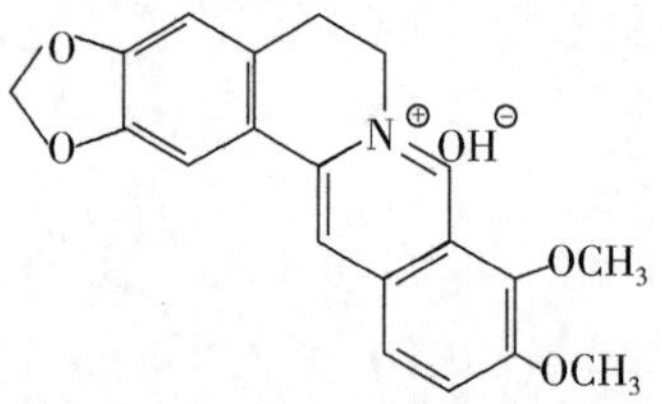

在自然界,黄连素也可以季铵盐的形式存在,如盐酸盐、氢碘酸盐、硫酸盐、硝酸盐等,这些盐均难溶于冷水,易溶于热水,并且各种盐的纯化都比较容易。

【实验仪器与试剂】

250mL 圆底烧瓶,球形冷凝管等。

黄连,乙醇,10%乙酸溶液,浓盐酸溶液等。

【实验步骤】

1. 黄连素的提取　称取 10g 黄连,切碎,研磨,置于 250mL 圆底烧瓶中,加 100mL 乙醇,装上回流冷凝管,回流 30min,冷却,静置,抽滤,重复上述操作处理两次①,合并两次所得滤液,在水泵减压下蒸出乙醇(回收),直到棕红色糖浆状。

2. 黄连素的纯化　于上述糖浆状中,加 30~40mL 10% 乙酸溶液,加热使其溶解,减压

---

①黄连素的提取回流要充分。

过滤,于滤液中滴加浓盐酸溶液①,至溶液浑浊为止,放置冷却(最好用冷水冷却),有黄色针状体析出,减压过滤,依次用冷水、丙酮洗涤,干燥,得黄色针状体固体,即黄连素盐酸盐②。产品待鉴定。

【思考题】

1. 黄连素为何种生物碱类的化合物?

2. 提取黄连素时有哪些因素影响其提取效果?

(魏郁梦)

实验二　黄连素的紫外光谱分析

【实验目的】

1. 掌握紫外吸收光谱的原理和应用范围。

2. 熟悉紫外吸收光谱仪器的基本操作。

3. 了解紫外可见分光光度计的工作原理。

【实验原理】

分子吸收紫外或可见光后,能在其价电子能级间发生跃迁。有机分子中有三种不同性质的价电子:成键的 σ 电子、π 电子和未成键的 n 电子,因此电子跃迁有四种:$\sigma \rightarrow \sigma^*$、$n \rightarrow \sigma^*$、$\pi \rightarrow \pi^*$ 和 $n \rightarrow \pi^*$。不同分子因电子结构不同而有不同的电子能级和能级差,能吸收不同波长的紫外光,产生特征的紫外吸收光谱。所以,紫外及可见吸收光谱能用于有机化合物结构鉴定,其主要能提供有机物中电子结构方面的信息。在相同的测定条件下,指定波长处的吸收度值与物质的浓度成正比,因此紫外吸收光谱也能用于定量分析。

检测和记录紫外及可见吸收光谱的仪器称作紫外可见光谱仪或紫外可见分光光度计(只能检测紫外光区域的仪器称作紫外光谱仪或紫外分光光度计)。一般的紫外可见分光光度计检测范围在 $190 \sim 800$ nm。由于 $\sigma \rightarrow \sigma^*$、$n \rightarrow \sigma^*$ 两种电子跃迁所需的能量较大,只能吸收波长较短(小于 200nm)的远紫外光,故不能为普通的紫外可见分光光度计所检测。所以紫外光谱有较大的局限性,绝大部分饱和化合物在紫外和可见光区域不产生吸收信号,但具有共轭双键的化合物或芳香族化合物能产生强吸收,是紫外光谱主要研究对象。黄连素的分子结构中含有取代的苯环和异喹啉环,所以能用紫外光谱法测定。

【实验仪器与试剂】

TU-1800PC 紫外可见分光光度计或其他型号的紫外光谱仪,1cm 石英吸收池,镜头纸,不锈钢样品刮刀等。

上述实验所得黄连素样品,去离子水。

【实验步骤】

1. 开启紫外光谱仪　开启仪器,并进入"WinUV"窗口。选择"光谱测量"方式,打开

①约需 10mL 浓盐酸溶液。滴浓盐酸前,不溶物要去除干净,否则影响产品的纯度。

②如晶体不好,可用水重结晶。

"光谱测量"工作窗口。

设定参数:设定波长扫描范围为开始波长 600nm,结束波长 200nm;扫描速度:中速;测光方式:A(吸光度)。

2. 样品制备与谱图采集　以水为溶剂测定黄连素:将去离子水注入石英吸收池,用镜头纸轻轻擦干吸收池的外壁,然后将其插入样品池架,单击命令条上的"Base line"键,作基线校正。然后,取出吸收池,用样品刮刀蘸取少量黄连素样品加入,搅拌均匀。重新将吸收池插入样品池架。单击命令条上的"Start"键。采集样品的光谱图。

3. 谱图处理和打印　在所采集的紫外光谱图上标注最大吸收波长并设置打印格式。

做法为选择菜单"数据处理"→"峰值检出"(或单击相应的工具按钮),弹出峰值检出对话框,同时显示当前通道的谱图及峰和谷的波长值。可在对话框的"坐标""页面设置"等栏目中设置想要的谱图格式。需要打印时,按对话框中的"打印"即可。

【注意事项】

1. 在测定样品的紫外吸收光谱之前,必须对空白样品(即纯溶剂)进行基线校正,以消除溶剂吸收对紫外光谱的影响。用同一种溶剂连续测定若干个样品时,只需做一次基线校正。因为校正数据能自动保存在当前内存中,可供反复使用。

2. 紫外光谱的灵敏度很高,应在稀溶液中进行测定,因此测定时加样品应尽量少。

3. 取、放吸收池时,尽量不接触吸收池的透光面,以免将其磨毛;吸收池在插入样品池架前,需将其外壁的液体擦干,否则水或其他溶剂带入样品池室会使其腐蚀。

【思考题】

1. 紫外光谱适合于分析哪些类型的化合物?

2. 根据紫外光谱的基本原理和黄连素的分子结构,解释黄连素紫外光谱图中各个吸收带是由哪种电子跃迁产生的什么吸收带。

3. 在正己烷和环己烷的分析纯试剂中常常含有痕量的苯,请你设计一个用紫外光谱法验证的实验。

(白　燕)

实验三　青蒿药材中青蒿素的快速检测

【实验目的】

1. 熟悉超声波提取药材中有效成分的基本操作。

2. 了解超声波提取-紫外分光光度法快速检测青蒿药材中青蒿素的方法。

【实验原理】

超声波是指频率为 20kHz 至 50MHz 左右的电磁波,它是一种机械波,其能量是通过载体和介质进行传播的。超声波不能使样品内的分子产生极化,而是在溶剂和样品之间产生声波空化作用,导致溶液内气泡的形成、增长和爆破压缩,从而使固体样品分散,增大样品与萃取溶剂之间的接触面积,提高目标物从固相转移到液相的传质速率。

超声波提取技术适用于中药材有效成分的萃取,是中药制药彻底改变传统的水煮醇沉萃取方法的新方法、新工艺。与水煮、醇沉工艺相比,超声波萃取具有如下突出特点:①革除高温,在常温常压萃取,安全性好,操作简单易行,维护保养方便。②具有广泛性,萃取效率高,能耗少。③药材原料处理量大,可成倍增加,杂质少,萃取工艺成本低。④有效成分易于分离、纯化。

青蒿素系列药物是当前治疗疟疾最安全有效的药物,因全球青蒿素使用量巨大,市场供不应求,一些不法商贩趁机利用劣质青蒿或伪品冒充正品出售,给青蒿素提取厂商造成了很大的损失。有必要研究一种简单、快速、准确的分析方法对青蒿药材的现场收购进行质量监控。常规的青蒿药材检测主要是重量法,但该方法检测烦琐费时,不适应现场快速检测。本实验以索氏提取-高效液相色谱法为对照,建立超声波提取-紫外分光光度法进行现场快速检测青蒿素的方法。

青蒿素在紫外区 203nm 处有较弱的末端吸收,但与碱反应后,产生一化合物(Q292),该物质在 292nm 处有最大吸收。

青蒿素　　　　　　　　　　　　Q292

以空白溶液为参比,直接用超声波提取溶液,在 292nm 下测定吸光度 $A_{样品}$。将吸光度 $A_{样品}$ 代入公式(5-1)即得出样品的含量:

$$M(\text{mg} \cdot \text{g}^{-1}) = (A_{样品} \times V \times 2.2984)/(A_{标准} \times 3) \tag{5-1}$$

式中,$A_{样品}$ 为样品测得值,V 为超声后样品石油醚的体积,$A_{标准}$ 为 0.1 mg·mL^{-1} 青蒿素标准品吸光度,2.2984 为索氏提取-高效液相色谱法与超声波提取-紫外分光光度法的转换系数。

【实验仪器与试剂】

紫外分光光度计,KQ2200B 型超声波清洗器,0.01g 天平,具塞 150mL 锥形瓶,具塞 10mL 刻度试管,25mL 和 50mL 量筒,电炉,恒温水浴箱,0.22μm 水性滤膜,10mL 一次性注射器,300μL 加样枪,1mL 吸头,粉碎机,60 目和 80 目筛等。

青蒿素标准品,青蒿药材,30~60℃石油醚(AR),甲醇(AR),95%乙醇溶液,NaOH 等。

【实验操作】

1. 青蒿素对照品溶液的配制　精密称取 10mg 青蒿素标准品,用 95% 乙醇溶液使其溶解,移至 10mL 容量瓶中,用 95% 乙醇溶液稀释至刻度,混匀,即 1mg·mL^{-1} 的青蒿素对照品溶液,作为贮备液。

2. 青蒿素标准溶液的配制　吸取贮备液 1mL 于 10mL 刻度试管中,混匀,即得 0.1 mg·mL^{-1} 标准溶液。

3. 2% NaOH 溶液的配制　精密称量 1g NaOH 于 500mL 试剂瓶中,加入 500mL 蒸馏水溶解,混匀,室温保存。

4. 空白、标准、供试品溶液的配制

(1) 空白溶液的配制:取 3mL 95% 乙醇溶液于 10mL 刻度试管中,用 0.2% NaOH 溶液稀释至刻度,混匀,即得空白溶液。

(2) 供试品溶液的制备:取青蒿放入粉碎机粉碎,分别过 80 目筛和 60 目筛,得到 60~80 目青蒿粉,称取 0.5g±0.01g 青蒿样品(60~80 目)于 150mL 具塞锥形瓶中,加入 15mL 石油醚(30~60℃),超声 15min;超声后将石油醚溶液倒入量筒,记录石油醚体积 V;分别取量筒中 0.3mL 石油醚溶液于 3 个 10mL 刻度试管中,放入沸水中挥干。

5. 青蒿素的衍生化

(1) 在上述挥干的试管中,各加 3mL 95% 乙醇溶液,使残渣溶解,用 0.2% NaOH 溶液定容到 10mL,混匀,50℃水浴 30min。

(2) 空白溶液的衍生:取空白溶液,50℃水浴 30min。

(3) 标准溶液的衍生:取 1mL 0.1mg/mL 标准溶液,置于 10mL 试管中,加 2mL 95% 乙醇溶液,0.2% NaOH 溶液定容到 10mL,混匀,50℃±1℃水浴 30min。

上述衍生后,冷却至室温,用 0.22μm 滤膜过滤,滤液,以紫外分光光度计测定吸光度。

6. 青蒿素的检测 以空白溶液为参比,在检测波长 292nm 处,测定分别测定青蒿素标准品溶液和供试品溶液吸光度 $A_{标准}$ 和 $A_{样品}$,代入公式(5-1)计算样品中青蒿素的含量。

【思考题】

1. 超声波提取技术有什么特点?

2. 青蒿药材快速检测青蒿素方法有何特点?

(陈志琼)

实验四 双波长分光光度法同时测定药物中维生素 C 和维生素 E

【实验目的】

1. 掌握紫外可见分光光度计的使用方法。

2. 了解在紫外光谱区同时测定双组分体系的方法。

【实验原理】

维生素 C(抗坏血酸)和维生素 E(α-生育酚)都具有抗氧作用。在氧化性能方面,维生素 C 和维生素 E 二者具有协同作用,所以两者结合在一起比单独使用的效果更佳。它们作为一种有用的组合,可用于药物中,也可用于各种食品中。

维生素 C 和维生素 E 在紫外光区具有不同的最大吸收波长,维生素 C 是水溶性的,维生素 E 是脂溶性的,但它们都能溶于无水乙醇,可在同一溶液中利用双组分测定原理同时测定。

朗伯-比耳定律应用于双组分体系,可得到下列联立方程式:

$$A_{\lambda_1}^{总} = k_{\lambda_1}^{C} c^{C} + k_{\lambda_1}^{E} c^{E}$$
$$A_{\lambda_2}^{总} = k_{\lambda_2}^{C} c^{C} + k_{\lambda_2}^{E} c^{E}$$

上下两个方程式分别为波长 λ_1 和波长 λ_2 下总吸光度 $A_{\lambda_1}^{总}$、$A_{\lambda_2}^{总}$ 与维生素 C 浓度 (c^C) 及维生素 E 浓度 (c^E) 的关系式。解上述方程即可求出 c^C 和 c^E。本实验的关键是准确测绘出维生素 C 和维生素 E 的吸收光谱,确定最大吸收波长 λ_1 和 λ_2。

【实验仪器与试剂】

UNICO-2000 紫外可见分光光度计及相应的配套软件,1cm 石英比色皿,25mL 容量瓶,10mL 容量瓶,10mL 吸量管,1mL 移液管等。

3.00×10^{-4} mol·L^{-1} 维生素 C 溶液,4.52×10^{-4} mol·L^{-1} 维生素 E 溶液等。

【实验步骤】

1. 标准溶液的配制

(1) 分别精密量取维生素 C 储备溶液 4.00mL、6.00mL、8.00mL 和 10.00mL 于 4 个 25mL 容量瓶中,用无水乙醇稀释至刻度,摇匀。

(2) 分别精密量取维生素 E 储备溶液 4.00mL、6.00mL、8.00mL 和 10.00mL 于 4 个 25mL 容量瓶中,用无水乙醇稀释至刻度,摇匀。

2. 扫描吸收光谱　以无水乙醇为参比,取 6.00mL 的标准溶液,在 200~300nm 范围扫描出维生素 C 和维生素 E 的吸收光谱,并确定 λ_1 和 λ_2,打印谱图。

3. 建立工作曲线　以无水乙醇为参比,在波长 λ_1 和 λ_2 处分别测定步骤 1 配制的 8 个标准溶液的吸光度。运用 UNICO-2000 数据处理软件系统,分别建立并打印 4 条工作曲线。

4. 药物中维生素 C 和维生素 E 的测定　准确称取 0.0150~0.0200g 的含有维生素 C 和维生素 E 的药物,溶于无水乙醇中,并用无水乙醇定溶于 25mL 容量瓶中。

用 1mL 移液管吸取上述溶液于 10mL 容量瓶,用无水乙醇稀释至刻度,摇匀。在波长 λ_1 和 λ_2 处分别测定其吸光度。

【数据处理】

1. 打印维生素 C 和维生素 E 的吸收光谱图,确定 λ_1 和 λ_2。

2. 分别打印维生素 C 和维生素 E 在 λ_1 和 λ_2 时的 4 条工作曲线,求出 4 条曲线的斜率,$k_{\lambda_1}^C$、$k_{\lambda_2}^C$、$k_{\lambda_1}^E$、$k_{\lambda_2}^E$。

3. 计算药物未知液中的维生素 C 和维生素 E 的浓度。

【注意事项】

1. 维生素 C 会慢慢地氧化成脱氧抗坏血酸,所以必须每次实验时配制新鲜溶液。

2. 使用紫外分光光度计前必须认真阅读仪器操作规程,以免使用不当造成仪器性能下降,甚至损坏仪器。

【思考题】

1. 从维生素 C 和维生素 E 的结构式解释一个是水溶性,一个是脂溶性的原因。

2. 使用本方法测定维生素 C 和维生素 E 是否灵敏? 解释其原因。

(张淑蓉)

实验五　安息香的合成

【实验目的】

1. 掌握辅酶维生素 B_1 催化合成安息香的原理和方法。
2. 熟悉回流、重结晶等操作。

【实验原理】

在 NaCN 或 KCN 作用下,芳香醛分子间发生缩合生成二苯羟乙酮(安息香)的反应,就称为安息香缩合,最典型的是苯甲醛的缩合反应。

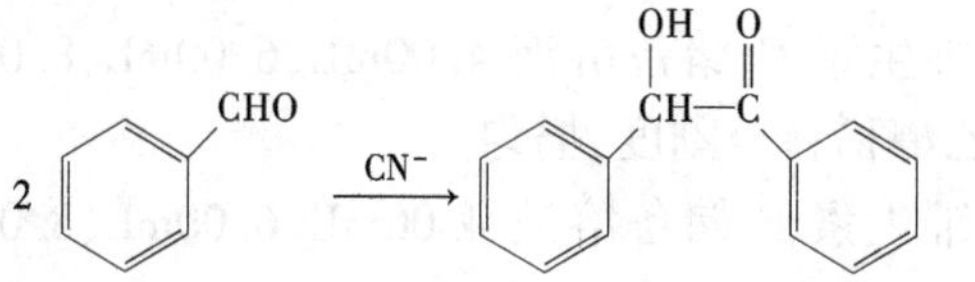

现在,对安息香缩合则是使用具有生物活性的辅酶维生素 B_1 代替剧毒的氰化物。维生素 B_1 又称为硫胺素,其结构如下:

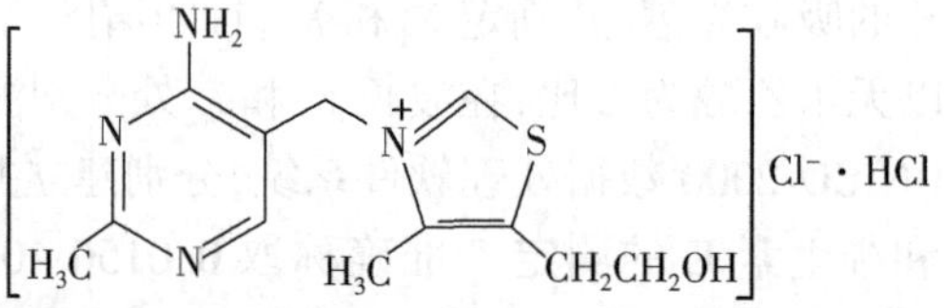

维生素 B_1 是一个由噻唑生成的季铵盐,也可对安息香缩合起催化作用,因此,可以用具有生物活性的维生素 B_1 的盐酸盐代替氰化物催化安息香缩合反应。

反应时,维生素 B_1 分子中的噻唑环上的氮原子和硫原子邻位的氢,在碱作用下可生成负碳离子:

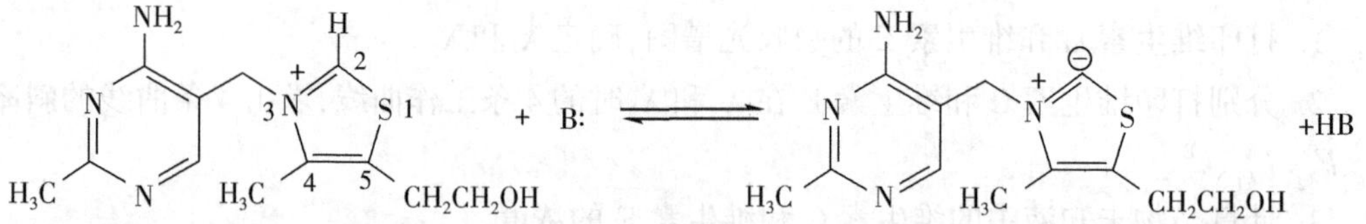

硫胺素分子中最主要的部分是噻唑环,噻唑环 C2 位上的氢原子由于受到氮原子和硫原子的影响,具有明显的酸性,在碱的作用下,质子容易被除去,产生的负碳离子作为活性中心,再与苯甲醛作用生成中间体:

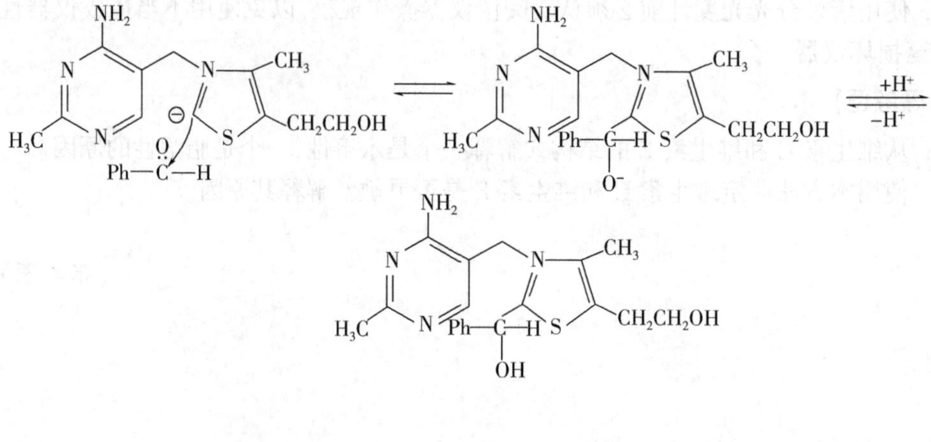

上述中间体可以被分离得到。此中间体又经过脱 H⁺得到另一个中间体烯醇,烯醇与另一分子苯甲醛作用就得到了缩合中间体,再经过水解得到产物。

【实验仪器与试剂】

100mL 圆底烧瓶,试管,滴管,水浴锅,玻璃棒,抽滤瓶,滤纸,活性炭,小烧杯,真空泵等。

苯甲醛(新蒸),维生素 B_1(盐酸硫胺素),95% 乙醇溶液,5% 碳酸氢钠溶液,10% 氢氧化钠溶液等。

【实验步骤】

在 100mL 圆底烧瓶中,加 1.8g 维生素 B_1、5mL 蒸馏水和 15mL 乙醇溶液,将烧瓶置于冰浴中冷却,备用。

于试管中,加 5mL 10% 氢氧化钠溶液,置于冰浴中冷却。然后,在冰浴冷却下,将氢氧化钠溶液在 10min 内滴加至备用维生素 B_1 溶液中,并不断摇荡,调节溶液 pH 为 9~10,此时溶液呈黄色。去掉冰水浴,加 10mL 新蒸的苯甲醛,装上回流冷凝管,加几粒沸石,置于水浴上温热 1.5h。水浴温度保持在 60~75℃①,当反应混合物呈橘黄或橘红色时,将反应混合物冷至室温,析出黄色结晶,减压过滤,干燥,得浅黄色结晶,即安息香(粗品)②。

粗品用 95% 乙醇溶液进行重结晶。若产物呈黄色,可加少量活性炭脱色。

本实验约需 4h。

【注意事项】

1. 维生素 B_1 在酸性条件下是稳定的,但易吸水,在水溶液中易被氧化失效,光及铜、铁和锰等金属离子均可加速氧化,在氢氧化钠溶液中噻唑环易开环失效。因此,反应前维生素 B_1 溶液及氢氧化钠溶液必须用冰水冷却。

2. 苯甲醛中不能含有苯甲酸,用前最好经 5% 碳酸氢钠溶液洗涤,而后减压蒸馏,并避光保存。

---

①切勿将混合物加热至剧烈沸腾。

②纯的安息香为白色针状结晶,其熔点:137℃。

3. 将烧瓶置于冰浴中冷却使结晶完全。若产物呈油状物析出,应重新加热使成均相,再慢慢冷却重新结晶。或者必要时可用玻璃棒摩擦瓶壁或加晶种进行诱导结晶。

【思考题】

为什么加入苯甲醛后,反应混合物的 pH 要保持 9~10？溶液 pH 过低有什么不好？

(孙立力)

实验六　酯化平衡常数的测定

【实验目的】

1. 掌握滴定法测定酯化平衡常数 K 值的方法。
2. 了解滴定法测定酯化平衡常数 K 值的原理。

【实验原理】

羧酸和醇反应生成酯和水的反应叫作酯化反应。反应式如下：

$$R-\overset{\displaystyle O}{\overset{\displaystyle \|}{C}}-OH + R'OH \underset{}{\overset{H^+}{\rightleftharpoons}} R-\overset{\displaystyle O}{\overset{\displaystyle \|}{C}}-OR' + H_2O$$

该反应是可逆反应,因此存在着动态平衡。为了制备酯,有时可通过蒸馏方法将生成的水除去,而使反应向右进行,生成更多的酯。其平衡常数可用下式表示：

$$K = \frac{[c_{酯}][c_{水}]}{[c_{酸}][c_{醇}]}$$

在实验中,假定使用等摩尔数的酸和醇并且体积不变时(即可直接使用摩尔数代替上式中的浓度),就可通过滴定的方法测定开始和达到平衡时存在的酸量,而求出平衡常数 K 值。酸的量可直接由实验中取出的试样所消耗碱的体积而得到。在滴定过程中所用碱的浓度不需要精确地标定。

设　　　　　　$n = $ 开始时酸的摩尔数 $=$ 醇的摩尔数 $= V_0 N(碱)$

　　　　　　　$x = $ 平衡时酸的摩尔数 $=$ 醇的摩尔数 $= V_E N(碱)$

则　　　　　　$n-x = $ 平衡时酯或水的摩尔数 $= (V_0 - V_E) N$

$$K = \frac{(n-x)(n-x)}{(x)(x)} = \frac{(n-x)^2}{x^2}$$

本实验是测定正丁醇和冰醋酸反应的平衡常数 K 值。该反应如下：

$$CH_3-\overset{\displaystyle O}{\overset{\displaystyle \|}{C}}-OH + CH_3CH_2CH_2CH_2OH \underset{}{\overset{H^+}{\rightleftharpoons}} CH_3-\overset{\displaystyle O}{\overset{\displaystyle \|}{C}}-OCH_2CH_2CH_2CH_3 + H_2O$$

【实验仪器与试剂】

100mL 圆底烧瓶,125mL 三角瓶,滴管等。

正丁醇,冰醋酸,酚酞溶液,0.5mol·L⁻¹氢氧化钠溶液,浓硫酸等。

【实验步骤】

在 100mL 干燥的圆底烧瓶中,加 25.9g(0.35mol)正丁醇和 21g (0.35mol)冰醋酸,充分混合后,量取 1.00mL 溶液,置于盛有 20mL 水的 125mL 三角瓶中,加 2 滴酚酞溶液,然后用 0.5mol·L^{-1}氢氧化钠溶液滴定至终点(呈微红色)。记下所消耗氢氧化钠溶液的体积为 V_0。

在醇和酸的混合液中,加 4 滴浓硫酸溶液①,加数粒沸石,回流 40min②。冷却混合液,量取 1.00mL 试液③。按前面方法用氢氧化钠溶液进行滴定。

再加沸石,将醇和酸的混合液回流 20min,冷却后,再从液面下取样 1.00mL 进行滴定,最后滴定所用氢氧化钠的体积 V_E,若体积和前一次相当接近或相等,即表示达到平衡时所含酸的量。

从上述测定数据,计算出酯化平衡常数。

【注意事项】

若反应类型是 A+B=C+D,反应物起始浓度是摩尔,则反应程度随 K 值而变化的关系见表 5-1:

表 5-1

K 值	1.00	2.25	5.44	16.0	81.0	361	98.0	$1.00×10^6$
最大产率(%)	50.0	60.0	70.0	80.0	90.0	95.0	99.0	99.9

【实验结果】

氢氧化钠的浓度_____N,V_0_____mL,V_E_____mL。

反应开始时酸(或醇)的摩尔数 V_0N 为_____。

平衡时酸(或醇)的摩尔数 V_EN 为_____。

平衡时酯(或水)的摩尔数 $(V_0-V_E)N$ 为_____。

平衡常数 K 为_____。

(甘宗捷)

实验七　丁香油中丁香酚的提取及鉴定

【实验目的】

1. 掌握从丁香油中提取丁香酚的原理和方法。
2. 熟悉萃取提取有机物的基本操作技术。
3. 了解丁香酚的性质。

【实验原理】

丁香油具有抗菌和止痛作用,在临床上常用于治疗牙痛。

---

①酸不宜多加,否则将会多消耗氢氧化钠溶液。
②在回流期间,会有少量酯层出现。
③务必将吸量管插入液面下,排出少量气泡后,再吸取试液。

丁香油是丁香花蕾中的挥发油,其主要成分是丁香酚,还含有乙酰丁香酚、β-丁香烯、甲基戊基酮、水杨酸甲酯、乙酸苄酯、苯甲醛及苯甲醇等。

丁香油为无色或浅黄色的液体,具有香味和挥发性,易溶于二氯甲烷、氯仿、乙醇等有机溶剂中,难溶于水,但可以随水蒸气蒸馏而不被破坏,因此,可利用此性质,采用水蒸气蒸馏法将丁香中的挥发性成分与非挥发性成分分离。能随水蒸气蒸馏的挥发性成分,再用二氯甲烷或氯仿萃取即得丁香油。

丁香酚可溶于氢氧化钠溶液中,以钠盐的形式存在,加酸酸化可使丁香酚游离析出,利用此性质可使丁香酚从丁香油中分离出来。

【实验仪器与试剂】

台秤,200mL 量筒,100mL 圆底烧瓶,250mL 圆底烧瓶,500mL 圆底烧瓶,直形冷凝管,牛角管,安全管,锥形瓶,烧杯,250mL 分液漏斗等。

丁香,氯仿,10% 氢氧化钠溶液,5% 氢氧化钠溶液,盐酸溶液,5% 硫酸溶液等。

【实验步骤】

1. 丁香油的提取 取 15g 丁香和 150mL 水,置于 500mL 圆底烧瓶中,采用水蒸气蒸馏法进行提取,收集馏出液 150mL,同时注意蒸馏液的气味和颜色。将馏出液冷却至室温时,转移至 250mL 分液漏斗中,每次用 15mL 氯仿萃取,将 3 次氯仿萃取液合并,再转移至 50mL 小烧杯中,在通风橱内用水浴蒸发掉氯仿,所得无色和浅黄色的液体,即丁香油。

2. 丁香酚的分离 取上述丁香油,加 10% 氢氧化钠溶液,使丁香酚呈钠盐而溶于水,再加 1~2 倍量热水稀释,用分液漏斗将油层与丁香酚钠水溶液分离。分离所得丁香酚钠水溶液加盐酸溶液酸化,使丁香酚游离,得油状液体,用氯仿提取,干燥,经蒸馏除去氯仿,即得丁香酚。

3. 丁香油和丁香酚的检查

(1)丁香油检查:取 1 滴馏出液,滴于一小片滤纸上,待其挥发后观察滤纸上是否有油迹,挥发油滴于滤纸上后,在室温放置或稍加温时,挥发油油迹消失,而脂及油则不能挥发掉,因而留有持久性的油迹。

(2)折光检查:丁香油的折光率为 1.528~1.532(20℃)。

(3)丁香酚检查:于试管中,取少许丁香酚,加适量水,振摇后用玻璃棒蘸取 1 滴溶液于蓝色石蕊试纸上试验其酸性。在此乳浊液中,滴加 5% 氢氧化钠溶液至溶液清亮为止。然后滴加 5% 硫酸溶液至溶液出现乳浊液。

【思考题】

1. 水蒸气蒸馏操作应注意哪些事项?

2. 丁香酚的分离原理是什么?

(余 瑜)

实验八　外消旋苦杏仁酸的制备及其拆分

【实验目的】

1. 掌握外消旋苦杏仁酸的制备及其拆分原理。
2. 熟悉外消旋苦杏仁酸的拆分方法。
3. 了解相转移催化合成基本原理和技术。

【实验原理】

苦杏仁酸[俗名扁桃酸,mandelic acid,学名(±)-苯乙醇酸]是医药的重要中间体,可用于合成环扁桃酸酯、扁桃酸乌洛托品及阿托品类解痛等药物;也可用做测定铜和锆的试剂。

苦杏仁酸的主要物理常数如表 5-2:

表 5-2

化合物名称	分子量	性状	熔点(℃)	旋光($[\alpha]_D^{25}$)
(±)-苦杏仁酸	152.15	白色固体	120~122	/
(−)-苦杏仁酸	152.15	白色固体	131~133	−153°
(+)-苦杏仁酸	152.15	白色固体	131~134	+154°

1. **苦杏仁酸的制备**　以苯甲醛、氯仿和氢氧化钠为原料,通过卡宾加成反应等制备苦杏仁酸的反应式为

需要指出的是用化学方法制备的苦杏仁酸是外消旋体。

本实验利用相转移催化反应制备苦杏仁酸。以氯化苄基三乙基铵(TEBA)作为相转移催化剂,将苯甲醛、氯仿和氢氧化钠置于同一反应器中,通过卡宾加成反应直接制备苦杏仁酸。反应中 TEBA(以 $R_4N^+Cl^-$ 表示)进行相转移催化的过程如下:

2. **苦杏仁酸的拆分**　外消旋体不能采用结晶、蒸馏或色谱法等常规物理方法进行分

离,这是因为它们具有相同的物理性质,仅仅旋光方向相反。而非对映异构体在溶解度、沸点以及色谱吸附特性等物理性质方面不同。其经典的拆分方法是通过外消旋酸(碱)中的一个对映体与一个光学活性的碱(酸)反应形成一个不溶性的非对映体盐来实现的。为此,可先将对映体转变成非对映体,然后一般利用非对映体溶解度的不同将其分开,最后将分开的非对映体再恢复到原来的对映体。

此外,还可以利用生物分离法分离外消旋体。其是利用生物体中的酶和细菌与外消旋体作用时,具有较强选择性,从而使外消旋体得到分离。

一对对映体的完全分离是最理想的,但在实际工作中却很难做到这一点。为此,常用光学纯度来表示被拆分所得对映体的光学纯度,即可用下式表示:

$$单一对映体的光学纯度(op) = \frac{所得单一对映体的比旋光度[\alpha]}{纯单一对映体的比旋光度[\alpha]} \times 100\%$$

本实验利用苦杏仁酸非对映异构体的物理性质(如溶解度)差异对其进行分离。(±)苦杏仁酸属于酸性外消旋体,采用(-)-麻黄碱碱性旋光体作为拆分剂,(±)-苦杏仁酸与(-)-麻黄碱反应形成两种非对映异构的盐。根据它们在无水乙醇中溶解度有较大差异的特性,采用结晶法将其非对映体盐分离,然后再用酸处理已分离的非对映体盐,苦杏仁酸重新析出,得到拆分的苦杏仁酸。其实验操作流程如下所示:

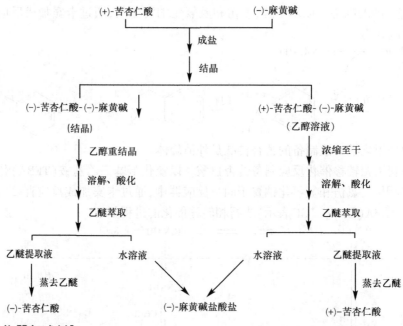

【实验仪器与试剂】

三颈烧瓶,圆底烧瓶,搅拌器,冷凝管,滴液漏斗,温度计,烧杯,布氏漏斗,过滤瓶,分液漏斗,旋光仪等。

苄氯,三乙胺,苯,苯甲醛,氯仿,30%氢氧化钠溶液,乙醚,硫酸,无水硫酸镁,盐酸麻黄碱,乙醇,无水乙醇等。

【实验步骤】

1. 苦杏仁酸的制备　在250mL三颈烧瓶上配置搅拌器、冷凝管、滴液漏斗和温度计。依次加入 2.8mL 苯甲醛、5mL 氯仿和 0.35g TEBA,水浴加热并搅拌①。当温度升至 56℃时,开始滴加 35mL 30% 氢氧化钠溶液,滴加过程保持温度在 60~65℃,约 20min 滴毕,再继续搅拌 40min,温度控制在 65~70℃。反应完毕后,用 50mL 水将反应物稀释并转至 150mL 分液漏斗中,分别用 10mL 乙醚萃取两次,合并醚层,用硫酸酸化水相至 pH 为 2~3,分别用 10mL 乙醚萃取两次,合并所有醚层并用无水硫酸镁干燥,过滤,蒸去乙醚即得苦杏仁酸粗品。

将上述粗品置于 25mL 烧瓶中,加入适量甲苯,加热至晶体完全溶解,趁热过滤,静置,析出晶体,过滤,得苦杏仁酸,其熔点为 120~122℃。

2. 苦杏仁酸的拆分

(1) 苦杏仁酸非对映体的制备与分离:在 50mL 圆底烧瓶中,加入 1.5g(±)-苦杏仁酸,适量无水乙醚使其溶解。缓慢加入(−)-麻黄碱乙醇溶液,在 85~90℃ 水浴中回流 1h 后,冷却至室温,再用冰浴冷却析出晶体,过滤得白色固体,即为(−)-苦杏仁酸-(−)-麻黄碱盐(粗品)。

其滤液[含(+)-苦杏仁酸-(−)-麻黄碱盐]保存供分离(+)-苦杏仁酸用。

(2) 取上述(−)-苦杏仁酸-(−)-麻黄碱盐粗品,用适量无水乙醇重结晶,可得白色粒状纯化晶体,其熔点为 166~168℃。

将上述晶体溶于 20mL 水中,滴加浓盐酸使溶液呈酸性,用 15mL 乙醚分 3 次萃取,合并醚层并用无水硫酸钠干燥,蒸去乙醚,得白色固体,即为(−)-苦杏仁酸。其熔点为 131~133℃,$[\alpha]_D^{23}-153°(c=2.5,H_2O)$。

(3) 取含(+)-苦杏仁酸-(−)-麻黄碱盐的乙醇溶液,加热除去有机溶剂,用适量水溶解残余物,滴加浓盐酸使溶液呈酸性,用 30mL 乙醚分 3 次萃取,合并醚层并用无水硫酸钠干燥,蒸去乙醚,得白色固体,即为(+)-苦杏仁酸。其熔点为 131~134℃,$[\alpha]_D^{23}+154°(c=2.8,H_2O)$。

实验时间:约 10h。

【注意事项】

1. TEBA 的制备 在 25mL 圆底烧瓶中,分别加入 3mL 苄氯,3.5mL 三乙胺,6mL 苯,几粒沸石。加热回流 1.5h 后,冷却至室温,有氯化苄基三乙基铵晶体析出,减压过滤,将晶体放置在装有无水氯化钙和石蜡的干燥器中,备用。

2. (−)-麻黄碱的制备 取 4g 盐酸麻黄碱,用 20mL 水使其溶解,过滤,滴加氢氧化钠溶液使滤液溶液呈碱性。然后,用乙醚萃取 3 次(3×20mL),醚层用无水硫酸钠干燥,蒸除溶剂,即得(−)-麻黄碱,备用。

3. (−)-麻黄碱乙醇溶液的配制 取 1.5g 麻黄碱溶于 10mL 乙醇中制成。

【思考题】

1. 以 TEBA 季铵盐为相转移催化剂的催化反应原理是什么?若不加 TEBA 季铵盐能否制备苦杏仁酸?

2. 催化反应结束后,为什么要先用水稀释?再用乙醚萃取,其目的是什么?

3. 对映异构体之间哪些物理性质是相同的?哪些物理性质是不同的?

(蒋启华)

———————————

①此反应是两相反应,剧烈搅拌反应混合物,有利于加速反应。

实验九　分光光度法测定脂质体中磷脂的含量

【实验目的】

1. 掌握分光光度法测定脂质体中磷脂含量的方法。
2. 熟悉硫氰铁铵显色法测定脂质体中磷脂含量的基本操作技术。
3. 了解硫氰铁铵显色法的基本原理。

【实验原理】

脂质体(liposome)是一种由脂质双分子层形成的囊泡,作为药物载体具有提高药物组织靶向性、控制药物缓释、降低药物毒性等特点。磷脂是构成脂质体的重要成分,磷脂含量的测定是研究脂质体组分的主要内容,又是考察脂质体稳定性的一项重要指标。

目前,测定磷脂含量的方法有很多。常用的有高效液相色谱法(HPLC)、钼蓝比色法、钒钼酸盐紫外分光光度法、荧光法、硫氰铁铵显色法等,其中 HPLC 对仪器和试剂的要求较高;钼蓝比色法和钒钼酸盐紫外分光光度法需在酸条件下将有机磷转化为无机磷后显色测定;荧光法和硫氰酸铵显色法不需加酸,但荧光法的缺点是荧光剂易产生淬灭作用,而硫氰酸铵显色法利用脂质体中的磷与硫氰酸铁铵反应生成配位化合物,此化合物在 488nm 处有最大吸收,为此,采用可见分光光度法即可测定脂质体中磷脂的含量。该方法简便、快速、灵敏,结果准确,可用于脂质体的质量控制研究。

【实验仪器与试剂】

分液漏斗,容量瓶,玻璃试管,移液管,752 型紫外可见分光光度计等。
空白脂质体,乙醇,氯仿,硫氰铁铵显色剂等。

【实验步骤】

1. 卵磷脂标准曲线的绘制

(1)标准溶液的配制:精密称取卵磷脂 10.0mg,用氯仿溶解,移至 100mL 容量瓶中,用氯仿稀释至刻度,摇匀,制成 0.1mg·mL^{-1} 的卵磷脂标准溶液。

(2)标准曲线的绘制:分别精密量取 0.1mg·mL^{-1} 的卵磷脂标准溶液 0.2mL、0.4mL、0.6mL、0.8mL、1.0mL 和 1.2mL,置于试管中,加氯仿至各个试管最终体积为 2.0mL,再加2.0mL 硫氰酸铁铵溶液。将以上溶液分别转移至分液漏斗,充分振摇 1min,静置,取下层,以氯仿为空白,在 488nm 处测定吸光度 A。

以 A 对浓度 $C(mg·mL^{-1})$ 进行线性回归,得出标准曲线方程,并绘制出标准曲线。

2. 脂质体中磷脂含量测定[①]

(1)硫氰铁铵显色剂的配制:精密称取 2.70g 三氯化铁和 3.04g 硫氰酸铵,加去离子水使其溶解,移至 100mL 容量瓶中,并用去离子水稀释至刻度,摇匀,备用[②]。

(2)样品溶液的配制:精密量取 2.0mL 脂质体,用乙醇溶解,移至 10mL 容量瓶中,用乙醇稀释至刻度,摇匀,即得脂质体样品溶液。

---

①John Charles Marshall Stewart. Colorimetric Determination of Phospholipids with Ammonium Ferrothiocyanate, Analytical Biochemistry. 1980,104;10~14。

②此显色剂室温下可保存数月。

(3) 样品磷脂含量测定：于试管中，精确量取 1.0mL 脂质体样品溶液，加 2mL 氯仿和 2mL 硫氰铁铵溶液，移至分液漏斗中，充分振摇 1min，静置，取下层，以氯仿为空白，在 488nm 处测定吸光度。通过标准曲线计算脂质体中磷脂的含量。

（胡雪原）

实验十 1,6-二磷酸果糖的制备及鉴定

【实验目的】

1. 掌握 1,6-二磷酸果糖的合成。
2. 熟悉糖类化合物结晶的方法和旋转蒸发等基本操作。
3. 了解多酶体系的酶促反应原理。

【实验原理】

1,6-二磷酸果糖(fructose diphosphate, FDP)是存在于人体、动植物体和微生物细胞内糖酵解中的一种重要代谢中间产物，具有为细胞迅速提供能量，以此来改善细胞代谢，加速组织修复并恢复机体的正常功能，故为一种高能营养性药物。

FDP 可通过生物转化制备，以葡萄糖或蔗糖、无机磷酸盐为底物，经酵母细胞内的三步酶促转化反应获得，其反应过程为：

葡萄糖　　　6-磷酸葡萄糖

6-磷酸果糖　　　1,6-二磷酸果糖

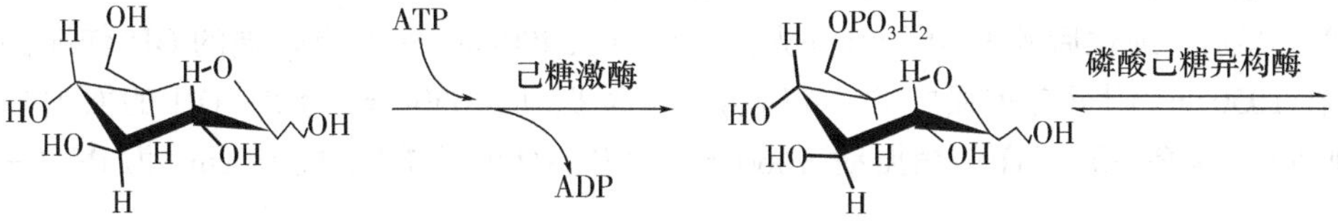

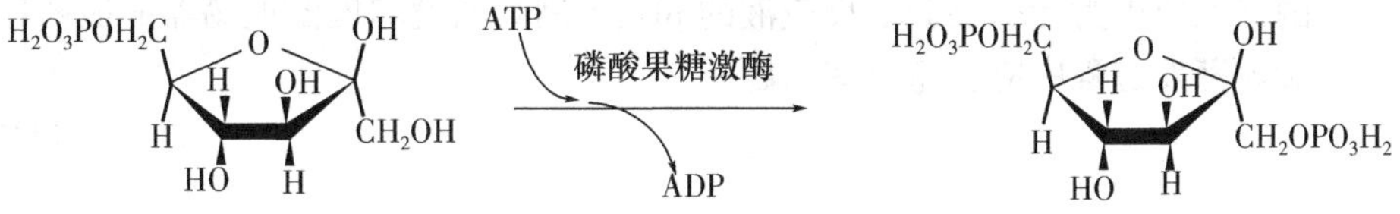

外源性 FDP 作用于细胞膜，激活磷酸果糖激酶和丙酮酸激酶的活性，增加细胞内 ATP 浓度、促进钾离子内流、恢复细胞极化状态、增加红细胞内二磷酸甘油酸的含量、抑制氧自由基和组胺释放。有益于缺血或缺氧状态下细胞的能量代谢和葡萄糖的利用，减轻缺血心肌损伤，降低红细胞脆性，增强其变形能力和抗溶血能力，保持释氧能力，改善缺血时的微循环，对膜具有稳定和抗氧化作用，减少有害物质的释放，保护组织，维持器官功能。

在临床上，FDP 用于急性心肌梗死、严重心肌缺血、外周血管病患、各类型的休克等缺血缺氧性疾病的急救，在各类外科手术中作为重要辅助用药、对各类型肝炎引起的深度黄疸、转氨酶升高及低白蛋白血症有疗效，目前在临床上使用广泛。

【实验仪器与试剂】

离心机，H^+离子交换树脂，恒温振荡器，磁力搅拌器，旋转蒸发器，真空干燥箱，冰箱，红外光谱仪等。

啤酒酵母,95%乙醇溶液,50%乙醇溶液,0.5mol·L^{-1}葡萄糖(CP),0.4mol·L^{-1}磷酸盐(AR),50mmol·L^{-1}氯化镁(AR),三氯乙酸(AR)、无水氯化钙(AR),30%CaCl$_2$溶液,乙酸钠(AR)等。

【实验步骤】

1. 酶反应方法　称取60g酵母细胞菌,置于500mL三角瓶中,用少量去离子水稀释后按200mL的反应体积分别加入下列物质:0.5mol·L^{-1}葡萄糖、0.4mol·L^{-1}磷酸盐、50mmol·L^{-1}氯化镁。用4mol·L^{-1}NaOH溶液调pH至6.5,用去离子水定容至200mL。于30℃、80r·min^{-1}的恒温振荡器上,反应4h后,迅速将反应液冷至4℃,3000r·min^{-1}离心15min去菌体。在上清液中,加冷的15%三氯乙酸至蛋白沉淀完全,3500r·min^{-1}离心20min,去沉淀,保留上清液,并用4mol·L^{-1}NaOH溶液调pH至6.5。

2. FDP钙盐制备　在上述溶液中,加40mL 30%CaCl$_2$溶液,用NaOH调pH至9.0,并加热至80℃,有沉淀,过滤得FDP钙盐。用50%乙醇溶液①洗涤两次,再用95%乙醇溶液①洗涤一次,得到FDP钙盐粉末。

3. FDP钠盐制备　量取100mL的H$^+$阳离子树脂,加FDP钙盐,搅拌30min,过滤,并用少量水洗涤树脂,收集滤液,用NaOH调pH至4.8,再将其转移至旋转蒸发器中于60℃进行浓缩至约30mL,加45mL乙醇和1~1.5g乙酸钠作为引晶剂,于25℃搅拌4h,将其置于4℃下,静置结晶。过滤,干燥②,得1,6-二磷酸果糖钠盐结晶。

4. FDP鉴别　纯化后的FDP经红外光谱测定,在3400cm^{-1}左右有较强的OH伸缩振动吸收峰,在1050cm^{-1}附近有较强的C—O键分子伸缩振动,1650cm^{-1}为P—OH的面内弯曲振动,1090cm^{-1}为P—O—CH伸缩振动,1060cm^{-1}为P＝O的伸缩振动,970cm^{-1}为P—O—C的伸缩振动。

【思考题】

1. 酶促反应中为什么要调节反应液的pH、控制其温度和恒温振荡器的振摇速度?

2. 旋转蒸发过程中应注意哪些问题?

(周丽平)

实验十一　设计实验

【实验目的】

1. 培养学生查阅参考资料的能力。

2. 应用所学知识及参考资料写出实验方案设计。

【实验要求】

1. 提前2周将实验方案选题交给学生选择,学生根据选题查阅参考资料,设计实验方案,交教师审阅同意后,按所设计的实验方案进行实验。实验结束后,按实验的实际操作写出实验报告。

---

①乙醇用量为FDP钙盐沉淀重量的3倍。

②结晶需在低温和真空下干燥。

2. 设计实验方案应考虑以下几个问题：

（1）首先选定研究目标物。

（2）确定制备、提取、分析或鉴定方法。

（3）考虑如何排除实验中的干扰因素。

（4）设计实验的方案。

（5）经指导教师审阅。

（6）按审阅同意的实验方案进行预实验。

（7）根据预实验结果，调整完善实验方案。

3. 实验设计方案，应包括下列内容：

（1）实验的基本原理。

（2）所需试剂和仪器的规格。

（3）具体实验步骤。

（4）实验的结果和数据处理。

（5）实验中应注意的事项。

（6）主要参考资料。

4. 实验方案经教师审阅同意后，独立完成实验。

5. 实验结束后，写出实验报告，其中除包括实验设计内容外，还应写明下列内容：

（1）记录实验的现象和原始数据。

（2）实验结果。

（3）对自己设计的实验方案的评价以及问题的讨论。

【设计实验选题参考】

1. 药用苯甲酸中苯甲酸质量分数的测定　苯甲酸是一种消毒防腐药，药典规定苯甲酸不得低于 99.3%。

用中性稀乙醇溶液溶解后，以酚酞为指示剂，用氢氧化钠标准溶液滴定苯甲酸。

2. 药用重质碳酸镁中氧化镁质量分数的测定　重质碳酸镁为水合碱式碳酸镁，是一种抗酸药，药典规定按氧化镁计算，应为 40.0%~43.5%。

重质碳酸镁加过量硫酸溶液溶解后，以甲基橙为指示剂，用氢氧化钠标准溶液滴定生成碳酸。

3. 硼酸软膏中硼酸质量分数的测定　硼酸软膏为消毒防腐剂，药典规定 H_3BO_3 的质量分数不得低于 99.5%，以酚酞为指示剂，用 NaOH 标准溶液滴定 H_3BO_3。

4. 碳酸氢钠注射液质量分数的测定　碳酸氢钠注射液为一种抗酸药，药典规定碳酸氢钠的质量浓度应为标示量的 95.0%~105.0%。以甲基溴甲酚绿为指示剂，用 HCl 标准溶液滴定碳酸氢钠。

5. 高锰酸钾外用片中高锰酸钾质量分数的测定　高锰酸钾外用片是一种消毒防腐药，药典规定高锰酸钾的质量分数应为标示量的 95.0%~105.0%。用草酸标准溶液滴定高锰酸钾。

6. 药用葡萄糖酸钙的制备　葡萄糖酸钙为补钙药。

7. 葡萄糖酸钙注射液质量浓度的测定　葡萄糖酸钙注射液为补钙药，药典规定含一水合葡萄糖酸钙应为标示量的 97.0%~107.0%。以钙紫红素为指示剂，用 EDTA 标准溶液滴定钙离子。

（尚京川）

附　录

附录一　常用元素的原子量表

元素名称	元素符号	原子量	元素名称	元素符号	原子量
银	Ag	107. 868	碘	I	126. 904 5
铝	Al	26. 981 54	钾	K	39. 098
溴	Br	79. 904	镁	Mg	24. 305
碳	C	12. 011	锰	Mn	54. 938 0
钙	Ca	40. 08	氮	N	14. 006 7
氯	Cl	85. 453	钠	Na	22. 989 8
铬	Cr	51. 996	氧	O	15. 999 4
铜	Cu	65. 546	磷	P	30. 973 76
氟	F	18. 998 40	铅	Pb	207. 2
铁	Fe	55. 847	硫	S	32. 06
氢	H	1. 007 9	锡	Sn	118. 69
汞	Hg	200. 59	锌	Zn	65. 38

附录二　水的蒸气压力表（0~100℃）

℃	kPa	℃	kPa	℃	kPa	℃	kPa
0	0. 610	15	1. 705	30	4. 242	85	57. 80
1	0. 657	16	1. 817	31	4. 492	90	70. 08
2	0. 706	17	1. 937	32	4. 754	91	72. 79
3	0. 758	18	2. 063	33	5. 029	92	75. 58
4	0. 813	19	2. 196	34	5. 318	93	78. 46
5	0. 872	20	2. 337	35	5. 622	94	81. 43
6	0. 935	21	2. 486	40	7. 375	95	84. 50
7	1. 001	22	2. 643	45	9. 582	96	87. 66
8	1. 074	23	2. 808	50	12. 33	97	90. 92
9	1. 148	24	2. 983	55	15. 73	98	94. 30
10	1. 228	25	3. 167	60	19. 91	99	97. 74
11	1. 312	26	3. 360	65	25. 05	100	101. 325
12	1. 402	27	3. 564	70	31. 15		
13	1. 497	28	3. 779	75	38. 54		
14	1. 598	29	4. 005	80	47. 33		

附录三　常用酸、碱溶液的相对密度、含量和浓度

名称	化学式	相对密度(20℃)(g·mL⁻¹)	质量分数(%)	物质的量浓度(mol·L⁻¹)
浓硫酸	H_2SO_4	1.84	98	18
稀硫酸	H_2SO_4	1.18	25	3
	H_2SO_4	1.06	9	1
浓盐酸	HCl	1.19	37	12
稀盐酸	HCl	1.03	7	2
浓硝酸	HNO_3	1.42	70	16
稀硝酸	HNO_3	1.20	33	6
	HNO_3	1.07	12	2
浓磷酸	H_3PO_4	1.7	85	15
浓高氯酸	$HClO_4$	1.7~1.75	70~72	12
稀高氯酸	$HClO_4$	1.12	19	2
冰醋酸	CH_3COOH	1.05	99.7	18
乙酸	CH_3COOH	1.04	36~37	6
稀乙酸	CH_3COOH	1.01	12	2
浓氨水	$NH_3·H_2O$	0.90	25~27	15
稀氨水	$NH_3·H_2O$	0.98	3.5	2
浓氢氧化钠	NaOH	1.43	40	14
	NaOH	1.33	30	13
稀氢氧化钠	NaOH	1.09	8	2
氢氧化钡(饱和)	$Ba(OH)_2$	—	2	0.1
氢氧化钙(饱和)	$Ca(OH)_2$	—	0.15	—

附录四　常用弱酸和弱碱的电离常数

名称	化学式	温度(℃)	电离常数 K	pK
砷酸	H_3AsO_4	18	$K_1=5.26×10^{-3}$	2.25
			$K_2=1.70×10^{-7}$	6.77
			$K_3=2.95×10^{-12}$	11.53
亚砷酸	H_3AsO_3	25	$6×10^{-10}$	9.23
硼酸	H_3BO_3	20	$K_1=7.3×10^{-10}$	9.14
乙酸	CH_3COOH	25	$1.76×10^{-5}$	4.75
甲酸	HCOOH	20	$1.77×10^{-4}$	3.75
碳酸	H_2CO_3	25	$K_1=4.30×10^{-7}$	6.37
			$K_2=5.61×10^{-11}$	10.25

名称	化学式	温度(℃)	电离常数 K	pK
铬酸	H_2CrO_4	25	$K_1 = 1.8 \times 10^{-1}$	0.74
			$K_2 = 3.20 \times 10^{-7}$	6.49
氢氟酸	HF	25	3.53×10^{-4}	3.45
氢氰酸	HCN	25	4.93×10^{-10}	9.31
氢硫酸	H_2S	18	$K_1 = 9.1 \times 10^{-8}$	7.04
			$K_2 = 1.1 \times 10^{-12}$	11.96
过氧化氢	H_2O_2	25	2.4×10^{-12}	11.62
次溴酸	HBrO	25	2.06×10^{-9}	8.69
次氯酸	HClO	18	2.95×10^{-8}	7.53
次碘酸	HIO	25	2.3×10^{-11}	10.64
碘酸	HIO_3	25	1.69×10^{-1}	0.77
高碘酸	HIO_4	25	2.3×10^{-2}	1.64
亚硝酸	HNO_2	12.5	4.6×10^{-4}	3.37
磷酸	H_3PO_4	25	$K_1 = 7.52 \times 10^{-3}$	2.12
			$K_2 = 6.23 \times 10^{-8}$	7.21
			$K_3 = 2.2 \times 10^{-13}$	12.67
硫酸	H_2SO_4	25	$K_2 = 1.2 \times 10^{-2}$	1.92
亚硫酸	H_2SO_3	18	$K_1 = 1.54 \times 10^{-2}$	1.81
			$K_2 = 1.02 \times 10^{-7}$	6.91
草酸	$H_2C_2O_4$	25	$K_1 = 5.9 \times 10^{-2}$	1.23
			$K_2 = 6.4 \times 10^{-5}$	4.19
酒石酸	$H_2C_4H_4O_6$	25	$K_1 = 1.04 \times 10^{-3}$	2.98
			$K_2 = 4.55 \times 10^{-5}$	4.34
柠檬酸	$H_3C_6H_5O_7$	18	$K_1 = 7.10 \times 10^{-4}$	3.14
			$K_2 = 1.68 \times 10^{-5}$	4.77
			$K_3 = 6.4 \times 10^{-6}$	5.19
苯甲酸	C_6H_5COOH	25	6.46×10^{-5}	4.19
苯酚	C_6H_5OH	20	1.28×10^{-10}	9.89
氨水	$NH_3 \cdot H_2O$	25	1.76×10^{-5}	4.75
氢氧化钙	$Ca(OH)_2$	25	$K_1 = 3.74 \times 10^{-3}$	2.43
		30	$K_2 = 4.0 \times 10^{-2}$	1.40
氢氧化铅	$Pb(OH)_2$	25	9.6×10^{-4}	3.02
氢氧化银	AgOH	25	1.1×10^{-4}	3.96
氢氧化锌	$Zn(OH)_2$	25	9.6×10^{-4}	3.02
羟胺	NH_2OH	20	1.07×10^{-8}	7.97
苯胺	$C_6H_5NH_2$	25	4.6×10^{-10}	9.34

附录五　常用的标准溶液

溶液的名称	分子式	浓度(mol·L^{-1})	pH(25℃)
酒石酸氢钾溶液	KHC$_4$H$_4$O$_6$	饱和	3.557
邻苯二酸氢钾溶液	KHC$_8$H$_4$O$_4$	0.05	4.008
磷酸二氢钾与磷酸氢二钠缓冲溶液	KH$_2$PO$_4$-Na$_2$HPO$_4$	0.025~0.025	6.865
磷酸二氢钾与磷酸氢二钠缓冲溶液	KH$_2$PO$_4$-Na$_2$HPO$_4$	0.008 695~0.03 043	7.413
硼砂溶液	Na$_2$B$_4$O$_7$	0.01	9.180

附录六　H$_2$PO$_4^-$ 和 HPO$_4^{2-}$ 组成的缓冲溶液(25℃)

50mL 0.1mol·L^{-1} KH$_2$PO$_4$+ x mL 0.1mol·L^{-1} NaOH 稀释至100mL					
pH	x	β	pH	x	β
5.80	3.6	/	7.00	29.1	0.031
5.90	4.6	0.010	7.10	32.1	0.028
6.00	5.6	0.011	7.20	34.7	0.025
6.10	6.8	0.012	7.30	37.0	0.022
6.20	8.1	0.015	7.40	39.1	0.020
6.30	9.7	0.017	7.50	41.1	0.018
6.40	11.6	0.021	7.60	42.8	0.015
6.50	13.9	0.024	7.70	44.2	0.012
6.60	16.4	0.027	7.80	45.3	0.010
6.70	19.3	0.030	7.90	46.1	0.007
6.80	22.4	0.033	8.00	46.7	/
6.90	25.9	0.033			

附录七　"Tris"和"Tris·HCl"组成的缓冲溶液

组成(mol·kg^{-1})			pH	
Tris	Tris·HCl	NaCl	25℃	37℃
0.02	0.02	0.14	8.220	7.904
0.05	0.05	0.11	8.225	7.908
0.006 667	0.02	0.14	7.745	7.428
0.016 67	0.05	0.11	7.745	7.427
0.05	0.05	/	8.173	7.851
0.016 67	0.05	/	7.699	7.382

附录八　常用的指示剂

（一）酸碱指示剂（18~25℃）

指示剂名称	变色 pH 范围	颜色变化
甲基紫(第一变色范围)	0.13~0.5	黄—绿
苦味酸	0.0~1.3	无色—黄
甲基绿	0.1~2.0	黄—绿—浅蓝
孔雀绿(第一变色范围)	0.13~2.0	黄—浅蓝—绿
甲酚红(第一变色范围)	0.2~1.8	红—黄
甲基紫(第二变色范围)	1.0~1.5	绿—蓝
百里酚蓝(麝香草酚蓝)(第一变色范围)	1.2~2.8	红—黄
甲基紫(第三变色范围)	2.0~3.0	蓝—紫
茜素黄 R(第一变色范围)	1.9~3.3	红—黄
二甲基黄	2.9~4.0	红—黄
甲基橙	3.1~4.4	红—橙黄
溴酚蓝	3.0~4.6	黄—蓝
刚果红	3.0~5.2	蓝紫—红
茜素红 S	3.7~5.2	黄—紫
溴甲酚绿	3.8~5.4	黄—蓝
甲基红	4.4~6.2	红—黄
溴酚红	5.0~6.8	黄—红
溴甲酚紫	5.2~6.8	黄—紫红
溴百里酚蓝	6.0~7.6	黄—蓝
中性红	6.8~8.0	红—亮黄
酚红	6.8~8.0	黄—红
甲酚红	7.2~8.8	亮黄—紫红
百里酚蓝(麝香草酚蓝)(第二变色范围)	8.0~9.0	黄—蓝
酚酞	8.2~10.0	无色—紫红
百里酚酞	9.4~10.6	无色—蓝
茜素红 S(第二变色范围)	10.0~12.0	紫—淡黄
茜素黄 R(第二变色范围)	10.1~12.1	黄—淡紫
孔雀绿(第二变色范围)	11.5~13.2	蓝绿—无色
达旦黄	12.0~13.0	黄—红

（二）混合酸碱指示剂

指示剂溶液的组成	变色点 pH	颜色		备注
		酸色	碱色	
一份 0.1%甲基黄乙醇溶液 一份 0.1%次甲基蓝乙醇溶液	3.25	蓝紫	绿	pH3.2 蓝紫色 pH3.4 绿色
一份 0.1%甲基橙溶液 一份 0.25%靛蓝(二磺酸)水溶液	4.1	紫	黄绿	
一份 0.1%溴百里酚绿钠盐水溶液 一份 0.2%甲基橙水溶液	4.3	黄	蓝绿	pH3.5 黄色 pH4.0 黄绿色 pH4.3 绿色
三份 0.1%溴甲酚绿乙醇溶液 一份 0.2%甲基红乙醇溶液	5.1	酒红	绿	
一份 0.2%甲基红乙醇溶液 一份 0.1%次甲基蓝乙醇溶液	5.4	红紫	绿	pH5.2 红紫 pH5.4 暗蓝 pH5.6 绿
一份 0.1%溴甲酚绿钠盐水溶液 一份 0.1%氯酚红钠盐水溶液	6.1	黄绿	蓝紫	pH5.4 蓝绿 pH5.8 蓝 pH6.2 蓝紫
一份 0.1%溴甲酚紫钠盐水溶液 一份 0.1%溴百里酚蓝钠盐水溶液	6.7	黄	蓝紫	pH6.2 蓝绿 pH6.6 蓝 pH6.8 蓝紫
一份 0.1%中性红乙醇溶液 一份 0.1%次甲基蓝乙醇溶液	7.0	蓝紫	绿	pH7.0 蓝紫
一份 0.1%溴百里酚蓝钠盐水溶液 一份 0.1%酚红钠盐水溶液	7.5	黄	绿	pH7.2 暗绿 pH7.4 淡紫 pH7.6 深紫
一份 0.1%甲酚红钠盐水溶液 三份 0.1%百里酚蓝钠盐水溶液	8.3	黄	紫	pH8.2 玫瑰色 pH8.4 紫色

附录九　常用难溶化合物的溶度积

化合物名称	K_{SP}	化合物名称	K_{SP}
AgBr	5.0×10^{-13}	$Al(OH)_3$	1.3×10^{-33}
AgCl	1.56×10^{-10}	$BaCO_3$	8.1×10^{-9}
Ag_2CrO_4	1.1×10^{-12}	$BaCrO_4$	1.2×10^{-10}
AgCN	1.2×10^{-16}	BaC_2O_4	1.6×10^{-7}
AgI	1.5×10^{-16}	$BaSO_4$	1.1×10^{-10}
Ag_2S	6.3×10^{-50}	$CaCO_3$	8.7×10^{-9}
AgSCN	1.0×10^{-12}	CaF_2	2.7×10^{-11}

续表

化合物名称	K_{SP}	化合物名称	K_{SP}
$CaC_2O_4 \cdot H_2O$	2.0×10^{-9}	$PbSO_4$	1.6×10^{-8}
$CaSO_4$	9.1×10^{-6}	PbS	8.0×10^{-23}
$Cu(OH)_2$	2.2×10^{-20}	$MgNH_4PO_4$	2.5×10^{-13}
CuS	6.3×10^{-36}	$MgCO_3$	3.5×10^{-8}
$CuBr$	5.2×10^{-9}	$Mg(OH)_2$	1.8×10^{-11}
$CuCl$	1.2×10^{-6}	$Mn(OH)_2$	1.9×10^{-13}
CuI	1.1×10^{-12}	MnS	1.4×10^{-15}
$CuSCN$	4.8×10^{-15}	HgS	4.0×10^{-53}
$Fe(OH)_3$	1.1×10^{-36}	$Zn(OH)_2$	1.2×10^{-17}
$Fe(OH)_2$	8.0×10^{-16}	ZnS	1.2×10^{-23}
FeS	3.7×10^{-19}		

附录十 常用电极的标准电极电势(298.15K)

电对	电极反应	$\varphi^{\ominus}(V)$
Li^+/Li	$Li^+ + e \rightleftharpoons Li$	-3.045
K^+/K	$K^+ + e \rightleftharpoons K$	-2.925
Ca^{2+}/Ca	$Ca^{2+} + 2e \rightleftharpoons Ca$	-2.923
Na^+/Na	$Na^+ + e \rightleftharpoons Na$	-2.741
Mg^{2+}/Mg	$Mg^{2+} + 2e \rightleftharpoons Mg$	-2.363
Al^{3+}/Al	$Al^{3+} + 3e \rightleftharpoons Al$	-1.662
Mn^{2+}/Mn	$Mn^{2+} + 2e \rightleftharpoons Mn$	-1.180
Zn^{2+}/Zn	$Zn^{2+} + 2e \rightleftharpoons Zn$	-0.7628
Cr^{3+}/Cr	$Cr^{3+} + 3e \rightleftharpoons Cr$	-0.74
$CO_2/H_2C_2O_4$	$2CO_2 + 2H^+ + 2e \rightleftharpoons H_2C_2O_4$	-0.49
Fe^{2+}/Fe	$Fe^{2+} + 2e \rightleftharpoons Fe$	-0.44
Cd^{2+}/Cd	$Cd^{2+} + 2e \rightleftharpoons Cd$	-0.4026
Ni^{2+}/Ni	$Ni^{2+} + 2e \rightleftharpoons Ni$	-0.25
Sn^{2+}/Sn	$Sn^{2+} + 2e \rightleftharpoons Sn$	-0.1364
Pb^{2+}/Pb	$Pb^{2+} + 2e \rightleftharpoons Pb$	-0.1263
H^+/H	$2H^+ + 2e \rightleftharpoons H_2$	0.0000
$S_4O_6^{2-}/S_2O_3^{2-}$	$S_4O_6^{2-} + 2e \rightleftharpoons 2S_2O_3^{2-}$	$+0.09$
S/H_2S	$S + 2H^+ + 2e \rightleftharpoons H_2S$	$+0.141$
Sn^{4+}/Sn^{2+}	$Sn^{4+} + 2e \rightleftharpoons Sn^{2+}$	$+0.15$
Cu^{2+}/Cu^+	$Cu^{2+} + e \rightleftharpoons Cu^+$	$+0.17$

电对	电极反应	$\varphi^{\ominus}$(V)
AgCl/ Ag	$AgCl+e \rightleftharpoons Ag+Cl^-$	+0.2223
Hg_2Cl_2/ Hg	$Hg_2Cl_2+2e \rightleftharpoons 2Hg+2Cl^-$	+0.2673
Cu^{2+}/ Cu	$Cu^{2+}+2e \rightleftharpoons Cu$	+0.3402
I_2/ I^-	$I_2+2e \rightleftharpoons 2I^-$	+0.535
MnO_4^-/MnO_4^{2-}	$MnO_4^-+e \rightleftharpoons MnO_4^{2-}$	+0.564
H_3AsO_4/ $H_3AsO_3^{2-}$	$H_3AsO_4+2H^++4e \rightleftharpoons H_3AsO_3^{2-}+H_2O$	+0.58
MnO_4^-/MnO_2	$MnO_4^-+2H_2O+3e \rightleftharpoons MnO_2+4OH^-$	+0.588
O_2/H_2O_2	$O_2+2H^++2e \rightleftharpoons H_2O_2$	+0.682
Fe^{3+}/ Fe^{2+}	$Fe^{3+}+e \rightleftharpoons Fe^{2+}$	+0.770
Hg_2^{2+}/ Hg	$Hg_2^{2+}+2e \rightleftharpoons 2Hg$	+0.797
Ag^+/ Ag	$Ag^++e \rightleftharpoons Ag$	+0.7996
NO_3^-/NO	$NO_3^-+4H^++3e \rightleftharpoons NO+2H_2O$	+0.96
HNO_2/NO	$HNO_2+H^++e \rightleftharpoons NO+H_2O$	+0.99
Br_2/ Br^-	$Br_2+2e \rightleftharpoons 2Br^-$	+1.087
MnO_2/Mn^{2+}	$MnO_2+4H^++2e \rightleftharpoons Mn^{2+}+2H_2O$	+1.208
O_2/H_2O	$O_2+4H^++4e \rightleftharpoons 2H_2O$	+1.229
$Cr_2O_7^{2-}$/ Cr^{3+}	$Cr_2O_7^{2-}+14H^++6e \rightleftharpoons 2Cr^{3+}+7H_2O$	+1.33
Cl_2/ Cl^-	$Cl_2+2e \rightleftharpoons 2Cl^-$	+1.358
HClO/ Cl^-	$HClO+H^++2e \rightleftharpoons Cl^-+H_2O$	+1.49
MnO_4^-/Mn^{2+}	$MnO_4^-+8H^++5e \rightleftharpoons Mn^{2+}+4H_2O$	+1.491
H_2O_2/H_2O	$H_2O_2+2H^++2e \rightleftharpoons 2H_2O$	+1.776
$S_2O_8^{2-}$/ SO_4^{2-}	$S_2O_8^{2-}+2e \rightleftharpoons 2SO_4^{2-}$	+2.0
F_2/ F^-	$F_2+2e \rightleftharpoons 2F^-$	+2.87

附录十一　常用基准物质的干燥条件和应用

序号	基准物质		干燥后分子式	干燥条件(℃)	标定对象
	名称	分子式			
1	碳酸氢钠	$NaHCO_3$	Na_2CO_3	270~300	酸
2	碳酸钠	$Na_2CO_3 \cdot 10H_2O$	Na_2CO_3	270~300	酸
3	硼砂	$Na_2B_4O_7 \cdot 10H_2O$	$Na_2B_4O_7 \cdot 10H_2O$	放在含 NaCl 和蔗糖饱和度的干燥器中	酸
4	碳酸氢钾	$KHCO_3$	K_2CO_3	270~300	酸
5	草酸	$H_2C_2O_4 \cdot 2H_2O$	$H_2C_2O_4 \cdot 2H_2O$	室温空气干燥	碱或 $KMnO_4$
6	邻苯二甲酸氢钾	$KHC_8H_4O_4$	$KHC_8H_4O_4$	110~120	碱

续表

序号	基准物质		干燥后分子式	干燥条件(℃)	标定对象
	名称	分子式			
7	重铬酸钾	$K_2Cr_2O_7$	$K_2Cr_2O_7$	140~150	还原剂
8	溴酸钾	$KBrO_3$	$KBrO_3$	130	还原剂
9	碘酸钾	KIO_3	KIO_3	130	还原剂
10	铜	Cu	Cu	室温干燥器中保存	还原剂
11	三氧化二砷	As_2O_3	As_2O_3	同上	氧化剂
12	草酸钠	$Na_2C_2O_4$	$Na_2C_2O_4$	130	氧化剂
13	碳酸钙	$CaCO_3$	$CaCO_3$	110	EDTA
14	锌	Zn	Zn	室温干燥器中保存	EDTA
15	氧化锌	ZnO	ZnO	900~1000	EDTA
16	氯化钠	$NaCl$	$NaCl$	500~600	$AgNO_3$
17	氯化钾	KCl	KCl	500~600	$AgNO_3$
18	硝酸银	$AgNO_3$	$AgNO_3$	280~290	氯化物
19	氟化钠	NaF	NaF	在真空 H_2SO_4 干燥中保存 48 小时	
20	氨基磺酸	$HOSO_2NH_2$	$HOSO_2NH_2$	铂坩埚中 500~550℃ 下保存 40~50min 后,硫酸干燥器中冷却	碱

附录十二　常用有机溶剂的沸点和密度

名称	沸点(℃)	密度(d_4^{20})	名称	沸点(℃)	密度(d_4^{20})
甲醇	64.96	0.7914	苯	80.1	0.87865
乙醇	78.5	0.7893	甲苯	110.6	0.8669
正丁醇	117.25	0.8098	二甲苯(o-, m-, p-)	140	
乙醚	34.51	0.71378	二氧六环	101.1	1.0337
丙酮	56.2	0.7899	氯仿	61.7	1.4832
乙酸	117.9	1.0492	四氯化碳	76.54	1.5940
乙酐	139.55	1.0820	二硫化碳	46.25	1.2632
乙酸乙酯	77.05	0.9003	硝基苯	210.8	1.2037

附录十三　常用试剂的配制

序号	名称	浓度	配制方法
1	酚酞指示剂	$1g \cdot L^{-1}$	0.1g 酚酞溶于 100mL 体积分数为 60% 的乙醇溶液中
2	甲基红指示剂	$1g \cdot L^{-1}$	0.1g 甲基红溶于 100mL 体积分数为 60% 的乙醇溶液中

续表

序号	名称	浓度	配制方法
3	甲基橙指示剂	$1g \cdot L^{-1}$	0.1g 甲基橙溶于 100mL 水中
4	溴甲酚蓝指示剂	$1g \cdot L^{-1}$	1g 溴甲酚蓝溶于 1L 20% 乙醇溶液中
5	石蕊指示剂	$20g \cdot L^{-1}$	2g 石蕊溶于 50mL 水中。静置 24h 后过滤,在滤液中加 30mL 95% 乙醇溶液,再加水稀释至 100mL
6	品红溶液	$1g \cdot L^{-1}$	1g 品红溶于 1L 水中
7	百里酚蓝和甲酚红混合指示剂	/	将 $1g \cdot L^{-1}$ 百里酚蓝水溶液与 $1g \cdot L^{-1}$ 甲酚红溶液按体积比 3:1 混合
8	淀粉溶液	$5g \cdot L^{-1}$	5g 可溶性淀粉,加少量水调成糊状,倒入 100mL 沸水中,再煮沸数分钟,即可(淀粉溶液最好现用)
9	铬黑 T 指示剂	$5g \cdot L^{-1}$	0.5g 铬黑 T 溶于 25mL 三乙醇胺和 75mL 乙醇中
10	钙指示剂	/	1g 钙指示剂与 100g NaCl 研细混匀
11	二甲酚橙指示剂	$2g \cdot L^{-1}$	0.2g 二甲酚橙溶于 100mL 中
12	荧光黄指示剂	$1g \cdot L^{-1}$	0.1g 荧光黄溶于 100mL 70% 乙醇溶液中
13	镁试剂	$0.01g \cdot L^{-1}$	0.001g 对硝基偶氮间苯二酚溶于 100mL $1mol \cdot L^{-1}$ NaOH 溶液中
14	铝试剂	$1g \cdot L^{-1}$	1g 铝试剂溶于 1L 水中
15	奈斯勒试剂	/	11.5g HgI_2 和 8g KI 溶于水中,稀释至 50mL,加入 50mL 6 $mol \cdot L^{-1}$ NaOH 溶液,静置后取清液储于棕色瓶中
16	乙酸酰铀锌试剂	/	10g $UO_2(Ac)$ 溶于 6mL $300 g \cdot L^{-1}$ HAc 溶液中,微热使其溶解,稀释至 50mL 得溶液 A 30g $Zn(Ac)_2$ 溶于 6mL $300 g \cdot L^{-1}$ HAc 溶液中,搅动后稀释到 50mL 得溶液 B 将 A、B 两种溶液加热至 70℃ 后混合,静置 24h,取其澄清溶液储于棕色瓶中
17	钼酸铵试剂	$50g \cdot L^{-1}$	5g $(NH_4)_2MoO_4$ 溶于 5mL 浓 HNO_3 中,加水至 100mL
18	磺基水杨酸溶液	$100g \cdot L^{-1}$	10g 磺基水杨酸溶于 65mL 水中,加入 35mL 2 $mol \cdot L^{-1}$ NaOH 溶液,摇匀
19	铁铵矾溶液	$400g \cdot L^{-1}$	铁铵矾 $[(NH_4)Fe(SO_4)_2 12H_2O]$ 待饱和水溶液加浓 HNO_3 至溶液变清
20	丁二酮肟溶液	$10g \cdot L^{-1}$	1g 丁二酮肟溶于 100mL 95% 的乙醇溶液中
21	六硝基合钴(Ⅲ)酸钠溶液	$150g \cdot L^{-1}$	23g $NaNO_2$ 溶于 500mL 水中,加入 16.5mL 6 $mol \cdot L^{-1}$ HAc 溶液及 3g $Co(NO_3)_2 \cdot 6H_2O$,静置过夜,过滤取其清液,稀释至 100mL,储存于棕色瓶中,或直接溶于 15g 六硝基合钴(Ⅲ)酸钠固体于 100mL 水中
22	亚硝酰铁氰化钠溶液	$10g \cdot L^{-1}$	1g 亚硝酰铁氰化钠溶于 100mL 水中
23	邻二氮菲溶液	$2.5g \cdot L^{-1}$	2.5g 邻二氮菲加几滴 6 H_2SO_4 溶液,溶于 1L 水中
24	硫氰酸汞铵 $(NH_4)_2[Hg(SCN)_4]$	$80g \cdot L^{-1}$	溶解 8g $HgCl_2$ 和 9g NH_4SCN 于 100mL 水中
25	氯化亚锡溶液	$1mol \cdot L^{-1}$	溶 23g $SnCl_2 \cdot 2H_2O$ 于 34mL 浓 HCl 溶液中,加水稀释至 100mL,临用时配制

续表

序号	名称	浓度	配制方法
26	α-萘胺溶液	$2g \cdot L^{-1}$	0.2g α-萘胺与90mL水煮沸,在所得溶液中加10mL HAc溶液
27	NH₃-NH₄Cl 缓冲溶液	pH=10	67g NH₄Cl 固体溶于200mL蒸馏水中,加570mL浓氨水后,加蒸馏水稀释至1L
28	氯水(饱和)	/	将 Cl₂ 通入水中至饱和,用时临时配制
29	溴水(饱和)	/	在水中滴入液溴至饱和
30	碘液	$1g \cdot L^{-1}$	溶解1g I₂和5g KI 于尽可能少量的水中,加水稀释至1L
31	硝酸银-乙醇溶液	2%	2g 硝酸银置于250mL锥形瓶中,加入100mL无水乙醇,使之溶解
32	硝酸铈铵溶液	$360g \cdot L^{-1}$	90g硝酸铈铵溶于225mL $2mol \cdot L^{-1}$ 温热的硝酸中
33	Lucas 试剂	/	34g无水氯化锌在蒸发皿中强热熔融,稍冷后放在干燥器中冷至室温,取出捣碎,溶于23mL浓盐酸中(比重1.87)。配制时须加以搅动,并把容器放在冰水浴中冷却,以防氯化氢逸出(此试剂一般是临用时配制)
34	碘-碘化钾试液	/	20g碘化钾溶于100mL蒸馏水中,然后加入10g研细的碘粉,搅拌使其全溶呈深红色溶液
35	2,4-二硝基苯肼试液	/	3g 2,4-二硝基苯肼溶于15mL浓硫酸中。然后倒入稀乙醇溶液(在70mL 95%乙醇溶液里加20mL 水)中,搅动混合均匀即成橙红色溶液(若有沉淀应过滤)
36	饱和亚硫酸氢钠溶液		先配制40%亚硫酸氢钠水溶液,然后在每100mL 40%的亚硫酸氢钠水溶液中,加不含醛的无水乙醇25mL,溶液呈透明清亮状 由于亚硫酸氢钠久置后易失去二氧化硫而变质,所以上述溶液也可按下法配制:将研细的碳酸钠晶体(Na₂CO₃·10H₂O)与水混合,水的用量以使粉末上只覆盖一薄层水为宜。然后在混合物中通入二氧化硫气体,至碳酸钠全部溶解为止。配制好后密封放置,但不可放置太久,最好是用时新配
37	Fehling(费林)试剂		费林试剂由费林A和费林B组成,使用时将两者等体积混合,其配法分别是: 费林A:3.5g 含有五结晶水的硫酸铜溶于100mL的水中即得淡蓝色的费林A试剂 费林B:17g 五结晶水的酒石酸钾钠溶于20mL热水中,然后加入含有5g氢氧化钠的水溶液20mL,稀释至100mL即得无色清亮的费林B试剂
38	Tollens(托伦)试剂		配0.1mol·L⁻¹ AgNO₃溶液1200mL,然后逐滴加入氨水至初生沉淀恰巧溶解为止
39	Benedict(本尼迪克特)试剂		4.3g 研细的硫酸铜溶于25mL热水中,待冷却后用水稀释到40mL。另把43g 枸橼酸钠及25g 无水碳酸钠(若用有结晶水碳酸钠,则取量应按比例计算)溶于150mL水中,加热溶解,待溶液冷却后,再加入上面所配的硫酸铜溶液,加水稀释到250mL。将试剂贮藏于试剂瓶中,用橡皮塞密封
40	淀粉溶液	1%	1g可溶性淀粉溶于5mL冷蒸馏水中,用力搅成稀浆状,然后倒入94mL沸水中,即得近于透明的胶体溶液,放冷使用

续表

序号	名称	浓度	配制方法
41	α-萘酚试液	$20g \cdot L^{-1}$	2g α-萘酚溶于 20mL 95% 乙醇中,用 95% 乙醇稀释至 100mL,储于棕色瓶中。此试剂一般是临用时配制
42	间苯二酚盐酸试剂	$0.5g \cdot L^{-1}$	0.05g 间苯二酚溶于 50mL 浓盐酸中,再用蒸馏水稀释至 100mL
43	氨试液	/	取 400mL 浓氨水溶液,加水至 1000mL

附录十四 常见毒性危险性化学药品

序号	名称	英文名	CAS 号	分子式(或结构式)	TLV(1.0×10^{-6} kg/m³)
1	羰基铁	Iron pentacarbonyl	13463-40-6	$Fe(CO)_5$	0.001
2	汞(水银)	Mercury	7439-97-6	Hg	0.01
3	臭氧	Ozone	10028-15-6	O_3	0.1
4	光气 碳酰氯	Carbonyl chloride Phosgene	75-44-5	$COCl_2$	0.1
5	溴	Bromine	7725-95-6	Br_2	0.1
6	磷化氢 磷化三氢	Hydrogen phosphide Phosphine	7803-51-2	气态:PH_3 液态:P_2H_4	0.3
7	氯气 液氯	Chlorine Liquid chlorine	7782-50-5	Cl_2	1.0
8	氟化氢 氢氟酸	Hydrogen fluride	7664-39-3	HF	1.0
9	二氧化碳	Carbon dioxide	124-38-9	CO_2	3.0
10	亚硝酰氯	Nitrosyl chloride	2696-92-6	$ClNO$	5.0
11	氰化钾	Potassium cyanide Hydrocyanic acid	151-50-8	KCN	5.0
12	氰化钠	Sodium cyanide	143-33-9	$NaCN$	10
13	氰化氢	Hydrogen cyanide	74-90-8	HCN	10
14	硫化氢	Hydrogen sulfide	7783-06-4	H_2S	10
15	二硫化碳	Carbon disulphide	75-15-0	CS_2	20
16	一氧化碳	Carbon monoxide	630-08-0	CO	20
17	对苯二胺	P-Phenylenediamine	106-50-3	$H_2N-\bigcirc-NH_2$	0.1
18	对甲氧苯胺	P-Anisidine	104-94-9	$CH_3O-\bigcirc-NH_2$	0.5

续表

序号	名称	英文名	CAS 号	分子式(或结构式)	TLV (1.0×10⁻⁶ kg/m³)
19	对硝基苯胺	p-Nitroaniline	100-01-6	O_2N—〔苯环〕—NH_2	1.0
20	N-甲基苯胺	N-Methylaniline	100-61-8	〔苯环〕—N(CH₃)(H)	2.0
21	N,N-二甲基苯胺	N,N-dimethylaniline	121-69-7	〔苯环〕—N(CH₃)₂	5.0
22	苯胺	Aniline	62-53-3	〔苯环〕—NH₂	5.0
23	邻甲苯胺	O-Toluidine	95-53-4	〔苯环〕NH₂, CH₃	10
24	二甲苯	Xylene	1330-20-7	〔苯环〕CH₃CH₃ (邻); H₃C〔苯环〕CH₃ (间); H₃C〔苯环〕CH₃ (对)	10
25	乙胺	Ethylamine	75-04-7	$C_2H_5NH_2$	10
26	三乙胺	Triethylamine	121-44-8	$(C_2H_5)_3N$	25
27	苦味酸	Picric acid	88-89-1	〔苯环〕NO_2, OH, O_2N, NO_2	0.1
28	2,4-二硝基苯酚	2,4-Dinitrophenol	51-28-5	〔苯环〕CH₃, O_2N, NO_2	0.2
29	2,6-二硝基-4-甲基苯酚	4-Methyl-2,6-dinitrophenol	609-93-8	〔苯环〕NO_2, OH, H_3C, NO_2	0.2

续表

序号	名称	英文名	CAS 号	分子式(或结构式)	TLV (1.0×10^{-6} kg/m³)
30	4-硝基氯苯	4-Nitrochlorobenzene	100-00-5		1.0
31	硝基苯	Nitrobenzene	98-95-3		1.0
32	苯酚	Phenol	108-95-2		5.0
33	甲苯酚 煤酚	Methylphenol Cresylol	1319-77-3		5.0
34	异氰酸甲酯	Methyl isocyanate	624-83-9	C_2H_3NO	0.02
35	丙烯醛	Acrolein	107-02-8	$CH_2=CHCHO$	0.1
36	重氮甲烷	Diazomethane	334-88-3	CH_2N_2	0.2
37	溴仿	Bromoform	75-25-2	$CHBr_3$	0.5
38	草酸	Oxalic acid	144-62-7	$C_2H_2O_4$	1.0
39	3-氯-1-丙烯	3-Chloropropene	107-05-1	$ClCH_2CH=CH_2$	1.0
40	2-氯乙醇	2-Chloroethanol	107-07-3	$ClCH_2CH_2OH$	1.0
41	硫酸二甲酯	Dimethyl sulfate	77-78-1	$(CH_3O)_2SO_2$	1.0
42	硫酸二乙酯	Diethyl sulfate	64-67-5	$(C_2H_5O)_2SO_2$	1.0
43	四溴乙烷	Acetylene tetrabromide	79-27-6	$Br_2CHCHBr_2$	1.0
44	烯丙醇	Allyl alcohol	107-18-6	$CH_2=CHCH_2OH$	2.0
45	2-丁烯醛 巴豆醛	2-Butenal Crotonaldehyde	4170-30-3	$CH_3CH_2=CHCHO$	2.0
46	四氯乙烷	Tetrachloroethane	79-34-5	$Cl_2CHCHCl_2$	5.0
47	碘甲烷	Methyl iodide	74-88-4	CH_3I	5.0
48	四氯化碳	Tetrachloromethane	56-23-5	CCl_4	10
49	苯	Benzene	71-43-2		10

续表

序号	名称	英文名	CAS 号	分子式(或结构式)	TLV (1.0×10^{-6} kg/m³)
50	溴甲烷	Methyl bromide	74-83-9	CH_3Br	15
51	1,2-二溴乙烷	1,2-Dibromoethane	106-93-4	$BrCH_2CH_2Br$	20
52	1,2-二氯乙烷	1,2-Dichloroethane	107-06-2	$ClCH_2CH_2Cl$	50
53	氯仿	Chloroform	67-66-3	$CHCl_3$	50
54	溴乙烷	Bromoethane	74-96-4	C_2H_5Br	200
55	甲醇	Methanol	67-56-1	CH_3OH	200
56	乙醚	Diethyl ether	60-29-7	$CH_3CH_2OCH_2CH_3$	400
57	二氯甲烷	Dichloromethane	75-09-2	CH_2Cl_2	500
58	乙醇	Ethanol	64-17-5	CH_3CH_2OH	1000
59	丙醇	Propyl alcohol	71-23-8	$CH_3CH_2CH_2OH$	1000

附录十五　常见具有致癌性的化学物质

序号	名称	英文名	CAS 号	分子式(或结构式)	备注
1	苯并(a)蒽	Benzanthracene	56-55-3		
2	3,4-苯并芘 苯并(a)芘	3,4-Benzypyrene	50-32-8		
3	二苯并(a,h)蒽	Dibenz[a,h]anthracene	53-70-3		
4	苯并(J)萤蒽		205-82-3		

续表

序号	名称	英文名	CAS 号	分子式(或结构式)	备注
5	7,12-二甲基苯并(a)蒽	7,12-Dimethylbenz[a]anthracene	57-97-6		
6	3-甲基胆蒽	3-Methylcholanthrene	56-49-5		
7	2,4-二氨基甲苯	2,4-Diaminotoluene	95-80-7		
8	β-萘胺	β-Naphthylamine	91-59-8		膀胱癌
9	联苯胺	Benzidine	92-87-5		
10	2-氨基芴	2-Aminofluorene	153-78-6		
11	2-蒽胺	2-Anthracylamine	613-13-8		
12	N-(2-芴基)乙酰胺	N-(2-fluorenyl)acetamide	53-96-3		
13	4-氨基联苯	4-Aminobiphenyl	92-67-1		膀胱
14	二甲基亚硝胺	N-Nitrosodimethylamine	62-75-9		
15	二氯甲醚	Dichloromethyl ether	542-88-1	$ClCH_2OCH_2Cl$	肺癌

续表

序号	名称	英文名	CAS 号	分子式(或结构式)	备注
16	乙撑亚胺	Ethylenimine	151-56-4		
17	黄曲霉素 B1	Aflatoxin b-1	1162-65-8		
18	黄曲霉素 G1	Aflatoxin g-1	1165-39-5		
19	β-细辛脑	β-Asarone	5273-86-9		
20	石棉	Actinolite	1332-21-4	$2SiO_2 \cdot 3MgO \cdot 2H_2O$(主要成分)	肺癌、胃癌、肝癌
21	煤焦油煤烟	Coal tar	65996-93-2	职业、环境污染	皮肤、肺
22	丙烯腈	Acrylonitrile	107-13-1	$CH_2=CHCN$	肺、大肠
23	氯乙烯	Vinyl chloride	75-01-4	$CH_2=CHCl$	肝、脑
24	金胺	Auramine	2465-27-2		膀胱
25	三氧化铬	Chromium trioxide	1333-82-0	CrO_3	肺癌
26	氧化镉	Cadmium oxide	1306-19-0	CdO	前列腺癌
27	赤铁矿	Iron(Ⅲ) oxide	1317-60-8	Fe_2O_3	肺癌
28	芥子气二(2-氯乙基)硫醚	Mustard gas Di(2-chloroethyl) thioether	505-60-2	$ClCH_2CH_2—S—CH_2CH_2Cl$	肺癌
29	苯	Benzene	71-43-2		膀胱

序号	名称	英文名	CAS号	分子式(或结构式)	备注
30	三氧化二砷	Arsenic(Ⅲ) oxide	1327-53-3	As_2O_3	皮肤、肺
31	硫唑嘌呤(医药品)	Azathioprine 医药品	446-86-6		网状红细胞
32	氯霉素(医药品)	Chloramphenicol 医药品	56-75-7		白细胞
33	环磷酰胺(抗癌物)(医药品)	Cyclophosphamide monohydrate 医药品	6055-19-2		白细胞
34	5,5-二苯基乙内酰脲(医药品)	5,5-Diphenyl-Hydantoin 医药品	57-41-0		淋巴细胞
35	己烯雌酚(医药品)	Diethylstilbestrol	56-53-1		乳腺癌、阴道癌、子宫癌
36	非那西汀(医药品)	Phenacetine	62-44-2		肾盂
37	米尔法兰(医药品)	Melphalan	148-82-3		骨髓造血细胞癌
38	液体石蜡	Liquid paraffin	8042-47-5	/	胃癌、大肠癌、直肠癌

附录十六　化学文献和实验常用中英文及其缩写或简称对照

缩写或简称	英文	中文
aa	acetic acid	乙酸
AAS	atomic adsorption spectrum	原子吸收光谱
abs	absolute	绝对的
ac	acid	酸
Ac	acetyl	乙酰基
ace	acetone	丙酮
Adsorb ind	adsorption indicator	吸附指示剂
al	alcohol	醇(通常指乙醇)
alk	alkali	碱
Am	amyl(pentyl)	戊基
amor	amorphous	无定形的
AR	analytial reagent	分析纯试剂
anh	anhydrous	无水的
aqu	aqueous	水的,含水的
as	asymmetric	不对称的
atm	atmosphere	大气,大气压
BC	biochemical	生化试剂
BR	biological reagent	生物试剂
BS	biological stain	生物染色剂
bipym	bipyramidal	双锥体的
bk	black	黑(色)
bl	blue	蓝(色)
b	boiling	沸腾
bp	boiling point	沸点
br	brown	棕(色),褐(色)
bt	bright	嫩(色),浅(色)
Bu	butyl	丁基
bz	benzene	苯
c	cold	冷的(塑料表面)无光(彩)
complex ind	complexon indicator	配位指示剂
c	percentage concetration	百分(比)浓度
chl	chloroform	氯仿
CP	chemical pure	化学纯试剂
co	columns	柱、塔、列
col	colorless	无色
comp	compound	化合物
con	concentrated	浓的
cor	corrected	正确的、校正
cr	crystals	结晶,晶体
cy	cyclohexane	环己烷
d	decomposes	分解
dil	diluted	稀释、稀的
diox	dioxane	二噁烷,二氧杂环己烷

distb	distillable	可蒸馏的
dk	dark	黑暗的、暗(颜色)
diq	deliquescent	潮解的,易吸湿气的
DMF	dimethyl formamide	二甲基甲酰胺
eff	efforescent	风化的,起霜的
Et	ethyl	乙基
eth	ether	醚,(二)乙醚
exp	explodes	爆炸
EP	extra pure	高纯物质(特纯)
extrap	extrapolated	外推(法)
et.ac.	ethyl acetate	乙酸乙酯
fl	flakes	絮片体
flr	fluorescent	荧光的
Fluor ind	fluorescene indicator	荧光指示剂
FCP	for chromatography purpose	层析用
fr	freezes	冻、冻结
fr.p.	freezing point	冰点、凝固点
fum	fuming	发烟的
GC	gas chromatography	气相色谱
GLC	gas liquid chromatography	气液色谱
GSC	gas solid chromatography	气固色谱
gel	gelatinous	胶凝的
GPC	gel permeation chromatography	凝胶渗透色谱
gl	glacial	冰的
glyc	glycerin	甘油
gold	golden	(黄)金的、金色的
gr	green	绿的、新鲜的
gran	granular	粒状
GR	guaranteed reagent	优级纯试剂
gy	gray	灰(色)的
h	hot	热
hex	hexagonal	六方形的
hp	heptane	庚烷
hing	heating	加热的
hx	hexane	己烷
HPLC	high performance liquid chromatography	高效液相色谱
hyd	hydrate	水合物
hyg	hygroscopic	收湿的
i	insoluble	不溶(解)的
i	iso-	异
ign	ignites	点火,着火
in	inactive	不活泼的,不旋光的
inflam	inflammable	易燃的
infus	infusible	不熔的
irid	iridescent	虹彩的
la	large	大的
lf	leaf	薄片、页
lig	ligron	石油英
liq	liquid	液体、液态的
LC	liquid chromatography	液相色谱

lo	long	长的
LR	laboratory reagent	实验试剂
IR	infrared adsorption spectrum	红外吸收光谱
lt	light	光、明（朗）的、轻的，浅（色）的
m	melting	熔化
m	meta	间位（有机物命名）、偏（无机酸）
mol	monoclinic	单斜（晶）的
Me	methyl	甲基
met	metallic	金属的
mior	microscopic	显微（镜）的、微观的
MAS	micro analytical standard	微量分析试剂,微量分析标准
min	mineral	矿石、无机的
mod	modification	（变）体,修改、限制
mut	mutarotatory	变旋光（作用）
n	normal chain refractive index	正链、折光率
nd	needles	针状结晶
NMR	nuclear magnetic resonance spectrum	核磁共振光谱
o	ortho-	正、邻（位）
oct	octahedral	八面的
og	orange	橙色的
ord	ordinary	普通的
org	organic	有机的
OAS	organic analytical reagent	有机分析试剂
orh	orthorhombic	斜方（晶）的
os	organic solvents	有机溶剂
p	para-	对（位）
pa	pale	苍（色）的
par	partial	部分的
peth	petroleum ether	石油醚
pk	pink	桃红
ph	phenyl	苯基
pl	plates	板、片,极板
Pract	pratical use	实习用
pr	prisms	棱镜、棱柱体、三棱形
PA	pro analysis	分析用
pr	propyl	丙基
PT	primary reagent	基准试剂
Pur	pure	纯
Purif	purifed	精制
Puriss	purissimum	特纯
purp	purple	红紫（色）
pw	powder	粉末、火药
pym	pyramids	棱锥形、角锥
rac	racemic	外消旋的
rect	rectangular	长方（形）的
Redox ind	redox indicator	氧化还原指示剂
res	resinous	树脂的
rh	rhombic	正交（晶）的
rhd	rhombodral	菱形的、三角晶的
RI	for refractive index	测折光率用

s	soluble	可溶解的
sec	second	秒
s	secondary	仲、第二的
sc	scales	秤、刻度尺、比例尺
sf	softens	软化
sh	shoulder	肩
silv	silvery	银的、银色的
sl	slightly	轻微的
so	solid	固体
sol	solution	溶液、溶解
solv	solvent	溶剂,有溶解力的
SP	spectrum pure	光谱纯
sph	sphenoidal	半面晶形的
st	stable	稳定的
STR	spot-test reagent	点滴试剂
sub	sublimes	升华
suc	supercooled	过冷的
sulf	sulfuric acid	硫酸
SSG	super special grade	精密分析用
sym	symmetrical	对称的
syr	syrup	浆、糖浆
t	tertiary	特某基、叔、第三的
ta	tablets	平片体
tcl	triclinic	三斜(晶)的
Tech	technical grade	工业用
tet	tetrahedron	四面体
tetr	tetragonal	四方(晶)的
THF	tetrahydrofuran	四氢呋喃
TLC	thin layer chromatography	薄层色谱
TLV	threshold limit value	极限安全值
to	toluene	甲苯
tr	transparent	透明的
trg	trigonal	三角的
UP	ultra pure	超纯
UV	ultra violet pure	分光纯
undil	undiluted	未稀释的
uns	unsymmetrical	不对称的
unst	unstable	不稳定的
vac	vacuum	真空
visc	viscous	黏(滞)的
volat	volatile, volatflises	挥发(性)的
vt	violet	紫色
w	water	水
wh	white	白(色)的
wr	warm	温热的,(加)温
wx	waxy	蜡状的
ye	yellow	黄(色)的
xyl	xylene	二甲苯

参 考 文 献

曹海燕,姜炜.2015.医用化学实验.北京:高等教育出版社.

陈耀组.1981.有机分析.北京:高等教育出版社.

大连工学院有机化学教研室.1978.有机化学实验.北京:人民教育出版社.

傅敏,王崇均.2013.基础化学实验.北京:科学出版社.

黄涛.2009.有机化学实验.第2版.北京:高等教育出版社.

兰州大学、复旦大学化学系有机教研组合.1978.有机化学实验.北京:人民教育出版社.

李雪华,陈朝军.2018.基础化学.第9版.北京:人民卫生出版社.

南京大学化学实验教学组.2010.大学化学实验.第2版.北京:高等教育出版社.

武汉大学.2011.分析化学实验.第5版.北京:高等教育出版社.

徐春祥.2008.基础化学.北京:高等教育出版社.

杨红.2009.有机分析.北京:高等教育出版社.

殷学锋.2002.新编大学化学实验.北京:高等教育出版社.

尤启冬.2000.药物化学实验与指导.北京:中国医药科技出版社.

有机化学实验技术编写组.1978.有机化学实验.北京:科学出版社.

余瑜.2011.医用化学.第2版.北京:人民卫生出版社.

余瑜.2015.医用化学.第3版.北京:人民卫生出版社.

余瑜,何炜.2016.医用化学.北京:科学出版社.

余瑜,尚京川.2008.医用化学实验.北京:科学出版社.

余瑜,尚京川.2013.医用化学实验.第2版.北京:科学出版社.

曾昭琼.2010.有机化学实验.第3版.北京:高等教育出版社.

Furniss BS. et al. 1978. Vogel's Text Book of Practial Organic Chemistry. 14th ed. London:Longman Inc.

Harold H,Robert DS. 1978. Laboratory Manual Organic Chemistry. 5th ed. Boston:Houghton Mifflin Company.

John WL. 1981. Operational Organic Chemistry. Boston:Allyn and Bacon Inc.